El poder curativo de los colores

ROBIN
BOOK

El poder curativo de los colores

Alan Sloan

esenciales

ROBIN
BOOK

© 2013, Alan Sloan

© 2013, Ediciones Robinbook, s. l., Barcelona

Diseño de cubierta: Regina Richling

Fotografías de cubierta: © iStockphoto

Diseño interior: Raquel Alonso

ISBN: 978-84-9917-338-2

Depósito legal: B-24.656-2013

Impreso por Lito Stamp, Perú, 144, 08020 Barcelona

Impreso en España - *Printed in Spain*

Índice

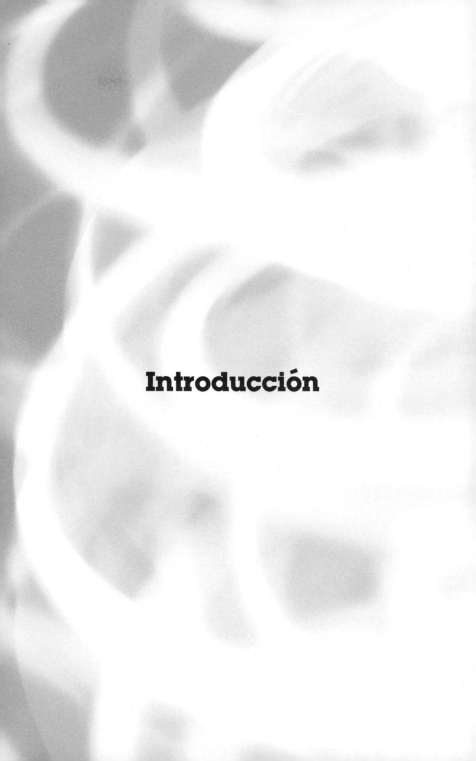

Introducción

La cromoterapia o terapia a través del color es una técnica empleada en la medicina alternativa que tiene como objetivo la curación a través del uso de los colores.

Los colores ejercen influencias emocionales en las personas a través de las vibraciones que generan sus frecuencias y longitudes de onda. La cromoterapia energética sostiene que el ser humano es un prisma viviente, capaz de absorber y sintetizar la energía-luz de cada uno de los colores del espectro cromático, mediante los chakras. Estos vórtices atraen la vibración del color y la distribuyen al organismo a través de una

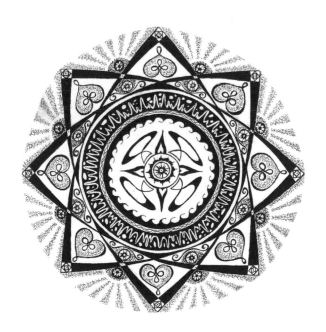

compleja red de canales energéticos. Cuando la energía de un color no es absorbida o procesada adecuadamente por una persona y esto se prolonga en el tiempo, se produce una disfunción o enfermedad asociada a dicho color.

En la cromoterapia tradicional se utiliza la proyección de luz de color. Esta se proyecta sobre el cuerpo lo más cerca posible del paciente. El tiempo de exposición no es estricto, por lo cual el organismo utiliza los colores en función de sus necesidades y posibilidades. Para realizar la aplicación basta con una lámpara del color correspondiente o en su defecto una luz blanca ante la cual se interponen filtros de color.

En líneas generales se puede decir que los colores cálidos tienen un efecto estimulante sobre el organismo mientras que los colores fríos permiten que el cuerpo tenga un estado de tranquilidad relativa y tienen un efecto sedante. Pero sus aplicaciones son múltiples y diversas.

En este libro el lector encontrará una guía práctica que le introducirá en la terapia del color, ahondando en las propiedades de los principales colores que se utilizan en la terapia y sus aplicaciones en el hogar, la ropa o la alimentación con el fin de lograr una vida saludable y plena.

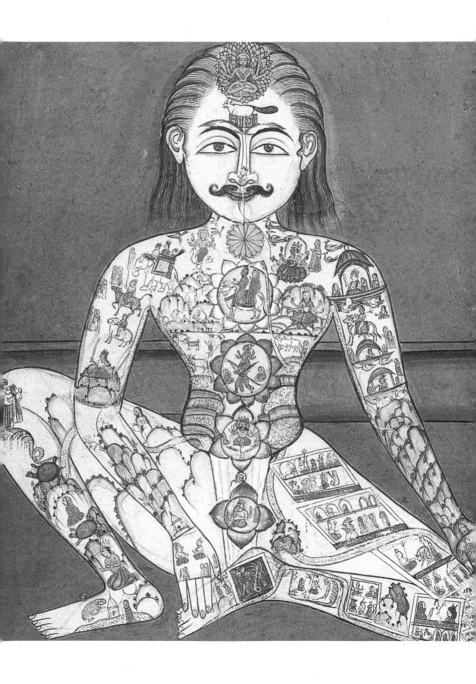

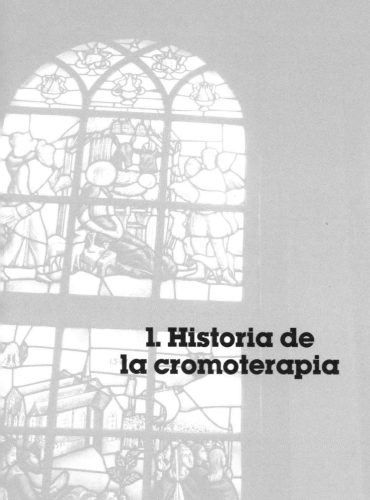

1. Historia de la cromoterapia

El culto a la Luz es tan antiguo como la misma humanidad. Ya en culturas tan antiguas como la Persa o la de la América precolombina se practicaba este culto que recibía el nombre de Ahura Mazda.

Por antiguas representaciones encontradas en las pirámides se sabe que los sacerdotes egipcios curaban enfermedades con la ayuda de piedras preciosas que utilizaban como lentes que filtraban la luz solar. Para ellos, los colores eran una herramienta más de la medicina y utilizaban los colores primarios para la curación. Según la mitología egipcia, la cromoterapia fue un regalo del dios Thoth a los hombres. Los templos egipcios también se construyeron para canalizar la luz del Sol con fines sanadores, por ejemplo, el Templo de Heliópolis se construyó de tal manera que el Sol al entrar descompusiera sus rayos en los siete colores del espectro para que fuesen útiles para la curación.

En la Antigua Grecia se utilizaba el color para la exploración física y para restablecer el equilibrio del organismo. Las prendas de vestir, según fuera su color, se empleaban para tratar las enfermedades, ya que eran conscientes de los cambios biológicos que operaban en el cuerpo. Quizá por ello tenían una fe ciega en las propiedades curativas de los colores.

En las mezquitas persas se utilizaban azulejos vidriados de diferentes colores para la inspiración y la purificación del espíritu.

Ahura Mazda

Ahura Mazda es el dios del cielo, omnisciente y sacerdote celeste. Es un dios abstracto y trascendente, sin imagen. Mazda significa sabiduría, es un nombre femenino, significa, literalmente, el "Ser Alto". Ahura Mazda ha dotado a la humanidad de una mentalidad poderosa que le permite diferenciar entre lo bueno y lo malo.

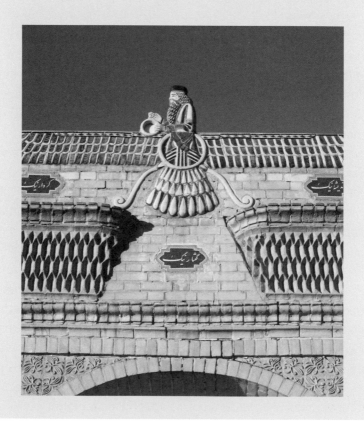

En la medicina tradicional china cada órgano se asocia a un color. Ya antes de la época sumeria se dan las primeras formas de simbolismo de los colores asociados a las nuevas necesidades humanas, instituyendo sus primeras identidades. En la antigua China, los puntos cardinales eran representados por los colores azul, rojo, blanco y negro, reservando el amarillo para el centro (el amarillo fue tradicionalmente el color del Imperio chino).

En el siglo IX, el médico árabe Avicena realizó un estudio sobre las propiedades del color en el tratamiento de las enfermedades. Desarrolló una tabla que relacionaba los colores con la temperatura y la condición física del cuerpo. Su creencia era que el rojo movía la sangre, el azul o el blanco la enfriaban, y el amarillo reducía el dolor muscular y la inflamación.

Las vidrieras de las catedrales góticas con sus múltiples combinaciones de color, su simbología y sus formas conseguían evadir a los creyentes de sus preocupaciones diarias con el fin de conducirlos a pensamientos más elevados.

En el siglo XIII sir Roger Bacon registró sus observaciones sobre los colores de un prisma atravesado por la luz, atribuyendo el fenómeno a propiedades de la materia.

Augustus Pleasanton (1801-1894), general americano que participó en la Guerra civil, publicó en 1876 *The Influence of the blue ray of the Sunlight and of the blue colour of the sky* (La influencia del rayo azul de la luz solar, y del color azul del cielo). En este libro sostenía que el color azul cura lesiones, quemaduras y dolores, incrementa la fertilidad, y acelera la madurez física de los animales. Además sostenía que el tamaño de las uvas podría tener una mejora visiblemente si se cultivaban dentro de un invernadero con ventanas de color azul. Su hipótesis es pseudocientífica y nunca fue adoptada por los científicos, pero algunos lo consideran el creador de la cromoterapia.

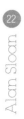

Alan Sloan

Goethe y la Teoría de los colores

Johann Wofgang von Goethe publicó en 1810 su *Teoría de los colores*, convirtiéndose así en uno de los primeros investigadores modernos que se interesaron por la función del ojo y la interpretación del color. Su libro es un compendio de reglas fundamentales sobre la combinación del color y sus efectos.

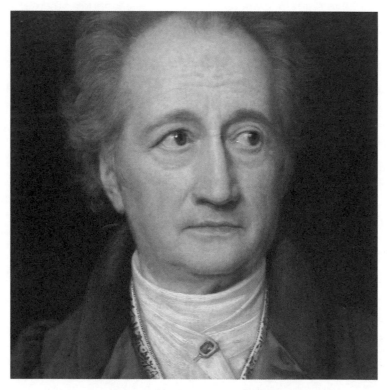

Johann Wofgang von Goethe

El poeta alemán intentó deducir las leyes de la armonía de color, incluyendo la forma que nos afectan los colores y el fenómeno subjetivo de su visión. Dedujo que la complementariedad es una sensación que se origina por el funcionamiento de nuestro sistema visual y no por cuestiones relativas a la incidencia lumínica sobre el objeto.

Goethe propuso un círculo de color simétrico que se hallaba en contraposición al círculo de color de Newton, que no exponía ni la simetría ni la complementariedad. Goethe, en cambio, dio un enfoque más empírico y relacionó directamente las emociones humanas con el color que en aquel momento fuera primordial.

Posteriormente, Shopenhauer apoyó las teorías de Goethe contra Newton, a pesar de discrepar en ciertos aspectos.

Goethe afirmaba que:

- **Los colores cálidos predisponen a un humor excitado, vivaz, combativo. Los colores fríos crean una sensación tranquila, blanda y nostálgica.**
- **El rojo tiene mucha fuerza cromática, se siente mucho (predomina en nuestro cuerpo físico y sensorial).**
- **El azul, al otro lado del espectro, muestra dulzura, señala la lejanía, el infinito, y es frío.**
- **El amarillo siempre es claro y trae consigo algo de radiante.**
- **El verde es el color de la vegetación, suele resultar agradable a la vista, distendido.**
- **El naranja reúne lo cálido y lo claro, tiene carácter solar.**

La percepción del color en la actualidad

A partir del estudio de Goethe, Eva Heller, socióloga, psicóloga y profesora de teoría de la comunicación y psicología de los colores demostró que hay una relación directa entre nuestros sentimientos y los colores, y que dicha asociación no era una cuestión de gusto sino de experiencias universales profundamente enraizadas en nuestra historia y pensamiento.

La cromoterapia actual bebe de las enseñanzas del investigador y médico Dinshah Ghadiali, que aseguraba haber curado enfermedades como la tuberculosis, la esclerosis, el cáncer, la sífilis y la diabetes mediante el empleo del color. En su obra *Spectro Chrome Metry Encyclopedia* indica los tratamientos de más de trescientas enfermedades por combinación de las luces de colores.

Para Dinshah Ghadiali, el organismo humano se comporta como un prisma que va disociando la luz en sus principios fundamentales y extrae de ellos las energías fundamentales para su equilibrio. Las enfermedades, según esto, pueden dividirse en:

- Las que poseen un exceso de azul y que Ghadiali denomina *ultragreen*. Estas reflejan enfermedades de tipo tumoral
- Las que poseen un exceso de rojo y son conocidas como *infragreen*. Estas otras expresan una naturaleza inflamatoria.

Los efectos de las vibraciones de los colores en la Naturaleza son evidentes. Los animales y las plantas reaccionan ante

Dinshah Ghadiali

Nacido el 28 de diciembre de 1873 en el seno de una familia parsi (persa) en Bombay, India, fue un hombre extraordinariamente inteligente y lleno de vitalidad. A los dos años y medio fue enviado al colegio por sus padres, con ocho había alcanzado el nivel superior de enseñanza y a los once fue nombrado ayudante del profesor de Matemáticas y Ciencia del Wilson College, de Bombay, al que asistía como alumno. Un año después, en 1886, ingresaba en la Universidad de Bombay y al año era ya nombrado profesor de prácticas en Ciencias Químicas y Físicas nada menos que en siete instituciones diferentes.

Fue un niño prodigio, amigo de Thomas Alva Edison, que tras un periplo de estudios por los Estados Unidos regresó a su país, donde tras años de investigación creó el revolucionario método de curación por el color al que denominó Espectro-Crome.

los estímulos de los colores. Se puede acelerar o ralentizar el crecimiento de los cereales a punto de germinar exponiéndolos regularmente a los rayos de colores, de la misma manera que se han confirmado los efectos estimulantes de las luces roja y azul sobre el desarrollo de las plantas. Las radiaciones rojas y azules permiten un crecimiento acelerado, un florecimiento precoz y una mayor producción de fruta.

Recientes investigaciones realizadas en hospitales londi-

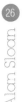

Alan Sloan

nenses han demostrado que el color rojo es un color que estimula aunque seguidamente torna a los pacientes a un estado depresivo, el color verde equilibra, y el azul tranquiliza.

La cromoterapia hoy en día

El uso del color presenta hoy en día una gran variedad de iniciativas, tales como la acupuntura cromática, los tratamientos con filtros, la gemoterapia, los elixires de colores, el uso del color desde los alimentos, la cosmética, el vestuario, la decoración y la iluminación. El equilibrio energético del organismo depende de la capacidad del organismo para absorber todos los colores del arco iris. Esto es posible cuando todos nuestros centros energéticos o chakras están abiertos y girando en sentido correcto. Cuando alguno de estos centros pierde su capacidad de absorción, se producen alteraciones en el nivel espiritual, mental, emocional y físico, pudiendo alcanzar uno, varios o todos ellos.

No sólo a través de la vista se pueden percibir los colores. Cuando una persona dice identificarse con un color es porque está manteniendo una estrecha relación con el mismo. Su intuición, supraconciencia o Yo Superior percibe lo necesario de su presencia para curarse, de ahí también surge la preferencia por algún tipo de alimento o por rechazar sistemáticamente un color en particular. Gracias a la terapia del color, se puede conectar con nuestra propia sabiduría interna de sanación.

Alan Sloan

La terapia cromática

Los colores pueden ser absorbidos por el cuerpo a través de varias maneras:

- La irradiación de la luz hecha con equipos especiales y filtros (es la iluminación con un color específico de las zonas del cuerpo o los órganos afectados por la enfermedad).

- La comida, por el color natural de algunos alimentos;

- La luz solar, que en su espectro contiene todos los colores;

- La vestimenta;

- La visualización y la respiración;

- El masaje con productos especiales pigmentados.

- El Cromopuncture, que consiste en concentrar la radiación cromática en algunos puntos energéticos del cuerpo (los meridianos, los chakras) más receptivos;

- El "baño" de luz y color, que es la iluminación de todo el cuerpo con un color específico para promover una regeneración celular completa;

- El agua coloreada: el paciente se sumerge en una bañadera con agua irradiada con el color elegido para curar su afección.

La terapia de color se ha de proyectar al menos durante veinte minutos al día. Dos sesiones diarias de veinte minutos es mucho más eficaz que una sola sesión de cuarenta minutos. La lámpara ha de tener una potencia de unos 60 watios.

- Es mejor subexponer que no sobreexponer.

- Algunos colores necesitan que la exposición de la persona sea más larga. Los rayos rojos, en ese sentido, tienen una acción más rápida que los azules.

- Los colores demasiado fuertes suelen irritar. El rojo, el amarillo y el naranja irritan antes que los otros.

- No hay dos personas que reaccionen igual frente a los colores, unos lo hacen más rápidamente que otros, hay personas que responden mejor al azul y otras personas responden mejor al naranja.

- La aplicación de la cromoterapia en un determinado punto puede afectar a la totalidad del riego sanguíneo.

- Cualquier proceso que atraiga la sangre hacia la superficie alivia la congestión del hígado, los pulmones, el aparato digestivo y la médula espinal. Los colores fríos envían la sangre hacia el interior, reducen el calor y calman el dolor en el caso de que haya inflamaciones.

2. La teoría de los colores

Cuando se proyecta una luz blanca a través un prisma, esta se descompone en diferentes colores debido a que cada uno de ellos tiene su propia velocidad vibratoria. El paso por el cristal del prisma produce una ralentización de esa vibración que disocia los colores. El color que tiene una vibración más lenta es el rojo, por lo que se refracta muy poco, mientras que el color que tiene una vibración más rápida es el violeta, que se refracta mucho más.

Un fenómeno vibratorio se caracteriza por un determinado ritmo, la repetición regular en el tiempo de un mismo estado. En la teoría ondulatoria, la luz es considerada como una onda que se propaga a una determinada frecuencia.

Los tres colores primarios

Para producir una muy amplia gama de colores basta con utilizar los colores rojo, verde y azul. Son los colores primarios o fundamentales. Se trata de aquellos colores que no se pueden obtener mediante la mezcla de ningún otro, se trata de un concepto biológico basado en la respuesta fisiológica del ojo humano. Un ojo humano contiene tres tipos de receptores, los llamados conos L, M y S que responden a las longitudes de onda de la luz roja, verde y azul.

En la síntesis de estos colores se obtiene:

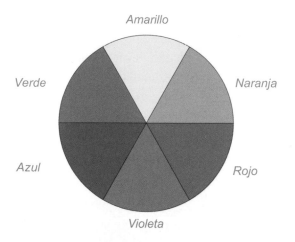

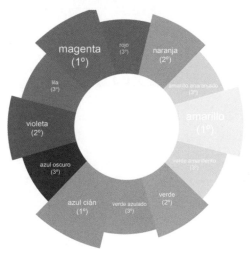

- Verde + azul = Cian
- Rojo + azul = Magenta
- Rojo + verde = Amarillo
- Rojo + azul + verde = Blanco

(Véase la contratapa.)

La idea de la mezcla de colores fue desarrollada, como hemos mencionado, por Isaac Newton, que daba especial relevancia a los tonos que más resaltaban en el espectro de un prisma, sin tener en cuenta el fenómeno de la dispersión de la luz ni su gradación tonal.

Desde el punto de vista de la cromoterapia, representan los tres componentes básicos del hombre:

- Rojo: el actuar de forma instintiva.
- Verde: la capacidad de razonar, de pensar.
- Azul: el empuje espiritual no materializado, la inclinación a pensar en algo más allá de nuestra realidad.

El equilibrio dinámico de los colores

La Naturaleza se basa en el equilibrio dinámico, sea cual sea la forma en que se exprese; un helecho que abre su densa espiral al Sol, un caracol que descansa en la orilla, un girasol que se yergue alto y radiante expresan la misma relación proporcional en la naturaleza. Esa relación "áurea" se observa el cuerpo humano, en plantas y animales.

Lo que observamos, el espectro visible, es parte del espectro electromagnético que contiene energías, desde los rayos cósmicos hasta las ondas de radio. La luz del Sol, o luz del espectro completo, contiene todas las longitudes de onda del color, desde el ultravioleta hasta el espectro visible, incluyendo el infrarrojo. El efecto de la luz solar durante el invierno,

La cromoterapia en la Naturaleza

La cromoterapia está presente en la naturaleza. La altitud influye en la distribución del color. Mientras en cuevas y sótanos está presente el negro y los infrarrojos, a nivel del mar, en la sabana y en las llanuras aparecen el rojo y el naranja; en la meseta y los campos cultivados se da el amarillo, en las colinas y montañas suaves, el verde, en los ríos de montaña el azul, en montañas elevadas y profundidades marinas, el índigo y violeta y en el cielo el blanco.

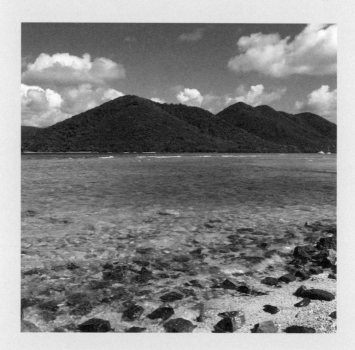

es una demostración del papel que desempeña el color sobre nuestra salud.

El blanco aparece al sumar los tres colores primarios en haces cuidadosamente equilibrados. Partiendo de la oscuridad, que es la ausencia de luz, se van sumando luces de colores. La materia, en cambio, que no dispone de color por sí misma, absorbe en mayor o menor grado la luz que la ilumina. Un cuerpo de color blanco, por ejemplo, no absorbe la luz, sino que toma el color de la luz que lo ilumina. El color de un cuerpo depende de su estructura y de la luz que lo ilumina.

Cuando se superponen tres filtros, uno amarillo, otro cian y otro magenta, se forma el negro, la completa ausencia de luz.

En el enfoque terapéutico de la cromoterapia bastan doce colores para cubrir casi todos los campos de aplicación. Son los colores representados en el círculo cromático: rojo, verde, azul, cian, magenta, amarillo, naranja, limón, turquesa, índigo, púrpura y escarlata. Estos doce colores están lo bastante diferenciados como para producir los suficientes efectos de contraste. También se relaciona con la armonía de las estructuras. La armonía y el dinamismo que se desprenden de su disposición en círculo demuestran su equilibrio, constituyen un sistema organizado en el que, a partir de unos colores primarios, existen otros que se establecen como puntos de comunicación entre aquellos.

3. Las estructuras energéticas humanas

El ser humano posee distintas estructuras energéticas.

- **La primera envoltura**, la más cercana al cuerpo humano, está compuesta por minúsculas líneas de energía en permanente movimiento. Esta envoltura absorbe el prana y lo distribuye por todo el cuerpo.

- **La segunda envoltura** se halla en constante movimiento y está compuesta por matices multicolores de sustancia fluida en constante movimiento. Se asocia a las emociones y a las reacciones viscerales. Cuanto más o menos luminosa es esta capa indica las mayores o menores experiencias emocionales.

- **La tercera envoltura** está compuesta por una serie de finas líneas amarillas que se dilatan e iluminan cuando nos concentramos en un proceso mental. Es también lugar común para el nacimiento de las experiencias emocionales.

- **La cuarta envoltura** está compuesta de matices multicolores y nos enseña la relación que mantiene el ser humano con las cosas, también cómo el individuo se percibe a sí mismo y vive en comunicación con los demás. Cuando hay conflictos existenciales el terapeuta percibe una ausencia de color en ese nivel o bien una presencia de zonas grises o negras.

- **La quinta envoltura** actúa de manera negativa, es un espacio vacío en el que se sitúa el verbo creador de la forma y es de vital importancia en la constitución de la organización energética, ya que ejerce el papel de la trama formada por la primera envoltura.

- **La sexta envoltura** son rayos multicolores que emanan del cuerpo físico y que tienen diferentes tonalidades pastel. Se corresponden con el aspecto emocional de las energías celestes.

- **La séptima envoltura** guarda relación con el pensamiento elevado, el conocimiento y la integración de nuestra formación espiritual y física.

El prana

El prana es la fuerza de la vida, es el flujo de energía que está en el aire, en la luz del Sol, en los alimentos, en el agua. Es una fuerza sutil que hace evolucionar el Universo y contiene la inteligencia cósmica para generar transformación y llevarlo a su fin último. El prana es la suma de las diferentes fuerzas de la naturaleza, un principio activo por el que se manifiestan todas las formas del mundo material, anima las cosas vivas, permite el movimiento, y posibilita la acción y el proceso vital.

Los chakras y los colores

Los chakras (del sánscrito 'ruedas' o 'discos') son vórtices energéticos situados en los cuerpos sutiles del ser humano. Su tarea es la recepción, acumulación, transformación y distribución de la energía llamada prana. Cada uno de estos centros se asemeja a una flor abierta y posee ciertos colores que son más o menos brillantes según el estado evolutivo de la persona. Los antiguos tratados hablan de siete chakras principales, situados a lo largo de la columna vertebral.

Los chakras principales son siete, y están ubicados justo delante de la columna vertebral de manera ascendente. Esta energía es la misma que nos da vitalidad, y que se transforma en diferentes tipos de vibraciones que están conectados con diferentes formas de la energía universal: la supervivencia, la sensualidad, el poder personal, el amor, la expresividad, la intuición y la espiritualidad.

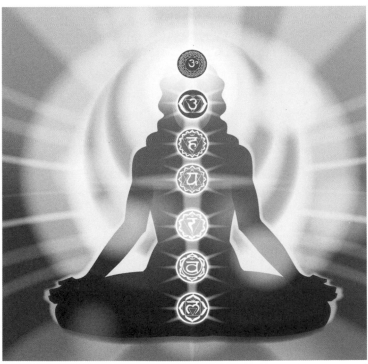

(Véase la contratapa.)

Los siete chakras

1. Primer chakra o chakra raíz (mula-adhará):

Color: Rojo.

Alimentos: Proteínas, carnes, pescados, vinos y guisos muy condimentados.

Consecuencias de su mal funcionamiento:
- Sentimiento de desarraigo.
- Miedo a enfrentarse con la vida diaria.
- Sentimientos de culpa.
- Timidez.
- Falta de concentración.
- Despiste (ser distraído).
- Desconfianza.
- Dificultad para decir que no.
- Excesivo apego a las posesiones o bienes materiales.

Ejercicios para activar o desbloquear este chakra:
- Ejercicios aeróbicos (para nuestro sistema respiratorio y circulatorio) y anaeróbicos (para nuestros músculos y huesos).
- Caminar (a ser posible descalzos sobre la arena o el césped).
- Sentados, flexionar el tronco hasta cogernos las puntas de los pies.

- Cualquier ejercicio de danza o baile
  (solo o acompañado).
- Correr.
- Saltar en el sitio, flexionando las rodillas al caer
  sintiendo la toma de tierra.
- Realizar actividades que potencien nuestra
  autoconfianza.
- Confiar en nuestro cuerpo y mimar a nuestro niño interior.

2. Segundo chakra o chakra sexual (sua adhisthana):

Color: Naranja.

Alimentos: Líquidos.

Consecuencias de su mal funcionamiento:
- Miedo al disfrute.
- Aberraciones sexuales.
- Desprecio del sexo.
- Represiones de cualquier tipo de placer.
- Bloqueos energéticos que coartan o limitan la expresión
  libre de nuestra personalidad.

Ejercicios para activar o desbloquear este chakra:
- Todos los ejercicios relacionados con el movimiento
  y rotación de caderas, con el contacto y con el agua.
- Bailes y danzas de caderas como merengue, salsa,
  danza del vientre, etc.
- Natación, baños, duchas, jacuzzi, saunas.

- Relaciones sexuales.
- Ser consciente de tus emociones y sin reprimirlas porque son energía que quiere salir de tu cuerpo y expresarse.
- Descubre las represiones que te han enseñado desde niño, desinhíbete, libérate y disfruta.

3. Tercer chakra del plexo solar (maní-pura):

Color: Amarillo.

Alimentos: Hidratos de carbono, féculas.

Consecuencias de su mal funcionamiento:
- Enfermedades del aparato digestivo.
- Acidez y úlceras.
- Exceso de peso centrado en un abdomen grueso.
- Fatiga crónica.
- Adicciones a estimulantes.
- Sentimiento de inferioridad, sensación de inseguridad y falta de confianza.
- Sensación de culpabilidad.
- Insatisfacción con lo que sientes, eres o haces.
- Egoísmo.
- Adicción al poder.
- Encerrarse en sí mismo y mostrarse frío, calculador y normalmente de mal humor.
- A pesar de tener abundancia en lo material, nos sentimos desconectados e insatisfechos.

- Percepción de que nos hace falta algo que nos impide ser felices y sentirnos plenos.

Ejercicios para activar o desbloquear este chakra:
- Hacer jogging.
- Hacer sentadillas.

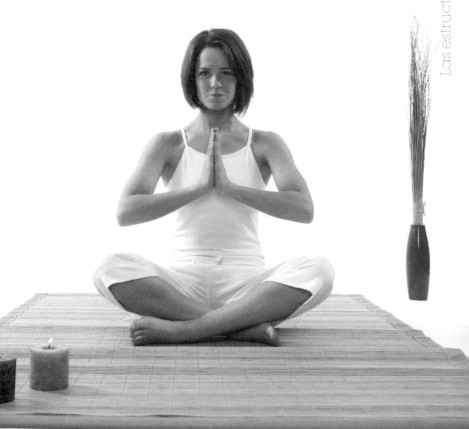

- El arco: Tumbado boca abajo, sujeta por detrás los tobillos con las manos y haz algunos balanceos.
- Descargar tensiones: Con una almohada o con el objeto que creas conveniente, incluso con los pies o las manos, golpea en la cama liberando la cólera, la rabia o la ira cuando lo creas necesario.
- Cambia algún hábito que te aburra.
- Rompe las rutinas e inercias que te bloquean.

4. Cuarto chakra o chakra del corazón (an-ajata):

Color: Rosa o verde.

Alimentos: Los vegetales. El oxígeno y el prana del aire que respiramos. Té verde.

Consecuencias de su mal funcionamiento:
- Enfermedades cardíacas y respiratorias.
- Incapacidad para amar.
- Aislamiento, desconexión y egoísmo.

Ejercicios para activar o desbloquear este chakra:
- Ejercicios respiratorios del Pranayama combinados con los bandhas (llaves energéticas) para manipular el aliento.
- Respiración completa: Inicia la respiración nasal comenzando por el abdomen, pecho y clavículas; luego espira lentamente en el mismo orden, expulsando bien todo el aire.

- Respiración ígnea: Realiza series de varias respiraciones abdominales con el diafragma expandiendo y contrayendo el abdomen.
- Aperturas pectorales de todo tipo: tumbados con un apoyo en la espalda (almohada, brazo de un sillón, etc) arquear la columna vertebral lo máximo posible visualizando cómo se abre nuestro chakra corazón.
- Ayuda a alguien todos los días.
- Si odias a alguien, deja de hacerlo y envíale amorosamente tu perdón y tu amor.

5. Quinto chakra o chakra de la garganta (vi-shudha):

Color: Azul turquesa claro y brillante.

Alimentos: Frutas.

Consecuencias de su mal funcionamiento:
- Afecciones de la garganta.
- Problemas de voz.
- Irritación de las cuerdas vocales.
- Problemas de comunicación.
- Temor a hablar por miedo a meter la pata.
- Necesidad continua de hablar sin parar, charlatanería.
- Problemas con la glándula tiroides.

Ejercicios para activar o desbloquear este chakra:
- Pronunciación repetida y sistemática de mantras, especialmente el mantra OM.

- Abrir la boca todo lo que puedas y sacar la lengua extendiendo al máximo todos los músculos de la cara y del cuello, a la vez emite en voz alta el sonido OM o cualquier otro que prefieras, manteniendo esta posición por lo menos 30 segundos y repitiéndola 3 veces.
- Giros del cuello y movimientos del mismo en todos los sentidos.
- Grita con fuerza los sonidos que te apetezcan en un sitio donde no molestes a nadie.
- Cualquier tipo de cantos y ejercicios de vocalización.

6. *Sexto chakra* o *Tercer ojo* (*agña-akhia*)

Color: Violeta.

Alimentos: Frutas de color azulado oscuro: frambuesas, moras, arándanos, zumo de uva, vino tinto, etc.

Consecuencias de su mal funcionamiento:
- Afecciones de la garganta.
- Estados de confusión mental.
- Alucinaciones.
- Trastornos psicológicos relacionados con la visión.
- Problemas de la vista.
- Dolores de cabeza relacionados con la visión.

Ejercicios para activar o desbloquear este chakra:
- Masajear los ojos con los párpados cerrados y las cejas utilizando las yemas de los dedos.

- Masajear circularmente las sienes
  y alrededor de los ojos.
- Visualizar formas geométricas simples.
- Meditar con el símbolo ANTAHKARANA.
- Realizar meditaciones guiadas.

7. Séptimo chakra o chakra corona (Sajasrara):

Color: Blanco y oro.

Alimentos: Ninguno. Se relaciona con el ayuno. Se puede activar mediante el uso de incienso o hierbas aromáticas.

Consecuencias de su mal funcionamiento:
- Actitud de sabelotodo y de tener siempre la razón.
- Dominar y manipular a los demás para que adopten
  su postura o hagan lo que ellos quieren.
- Actitud de prepotencia.
- Dificultad para pensar de forma autónoma, siempre bus-
  cando el apoyo de los demás para hacer las cosas.
- Fe ciega en los dogmas establecidos
  (patrones sociales, religiosos, familiares, etc.)
- Rigidez en los sistemas de creencias.
- Estrechez mental "Si no lo veo, no lo creo".
- Dificultad de concentración y dispersión mental.
- Valores orientados al materialismo, con olvido
  e incluso desprecio por todo lo espiritual.
- Expansión del EGO.

Ejercicios para activar o desbloquear este chakra:

- Cualquier tipo de meditación y de oración.
- Tumbados de espaldas, elevar las piernas y la espalda, apoyados en los codos que sujetan la cintura.
- Sentado con la espalda recta concentra tu atención en el "vacío mental" o "mente en blanco" como mínimo 20 minutos, preferiblemente con ayuda de un mantra.

El aura humana

El aura lo forman las capas de color que rodean al cuerpo humano. El conjunto de esas capas se llama el campo áurico. Cuando nos sentimos sanos, los ocho colores del campo áurico son claros y luminosos. Si el cuerpo está desequilibrado, algunos colores pueden aparecer más oscuros o pálidos, menos sustanciales. Se puede experimentar la calidad del color áurico mediante la persistencia mental de una imagen después de mirar un objeto, algo que nuestros ojos hacen bien.

Cuando fijamos la mirada durante unos minutos en un objeto y luego desviamos la mirada hacia un papel en blanco, inmediatamente aparecen en nuestra retina una franja de color que puede variar en una persona u otra. Ese fulgor, que dura un instante, es similar al campo áurico que rodea una persona.

Cómo se puede ver el aura

Para conseguir ver el aura es necesario aprender a pensar y creen en ella. Cualquier persona tiene la capacidad de ver al área iris del aura humana.

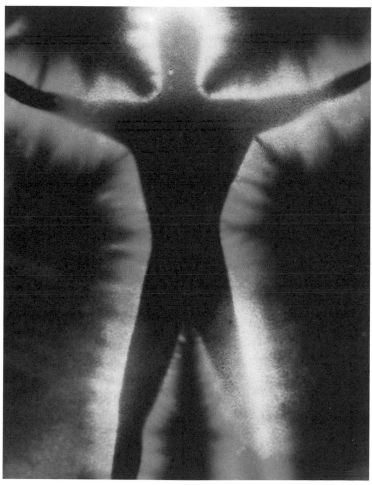

(Véase la contratapa.)

Las personas suelen guiarse por sus sentidos físicos: la vista, el oído, el olfato, el gusto y el tacto. Pero el sentido interno de la percepción muchas veces queda oculto y no suele aplicarse. Para ejercitarlo, hay que aprender a ver con los ojos cerrados y percibir más allá de los sentidos normales, aceptando en nuestra mente consciente lo que puedan percibir los llamados sentidos interiores.

El aura no puede percibirse con los sentidos físicos, es preciso realizar un esfuerzo consciente para verla.

En primer lugar se debe aceptar su existencia, creer firmemente en su presencia, de lo contrario la mente puede rechazar su idea. Su testimonio puede servir para ayudar a nuestros semejantes, participar del proceso de su curación y, lo más importante, ayudarnos a comprender mejor a las personas que nos rodean. Es el método curativo más poderoso que se conoce. La capacidad de ver el aura es la capacidad de poder sentirla.

Con la misma rapidez que cambian nuestros pensamientos, también así puede cambiar el aura. Al observar el aura de una persona es posible diferenciar lo bueno de lo malo, así como los distintos cambios de su personalidad. Al ver el aura se puede percibir el camino correcto para que una persona encuentre la paz y la armonía, si bien su pensamiento negativo puede bloquear e impedir su comprensión.

El poder de la mente es inmenso, sólo está limitada por nuestra propia incomprensión. La mente puede asomarse al futuro, viajar al pasado o, como es el caso, percibir el aura en función de la disposición que tengamos para usar su poder.

Es necesario tener paciencia y formarse durante tiempo antes de poder ver el aura. La meditación es uno de los caminos más seguros en este proceso, la confianza serena es esencial.

La cámara Kirlian

La cámara Kirlian fue inventada por el matrimonio que la da su nombre, Semyon Davidovich Kirlian y Valentina Kirlian, en el año 1939. En el laboratorio del Hospital de Alma-Ata, en la Unión Soviética, este matrimonio experi-

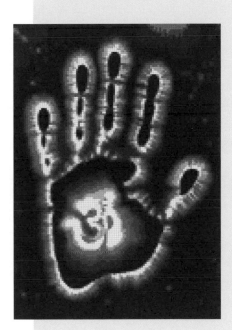

mentaba con campos electromagnéticos de alto voltaje. Durante uno de estos experimentos, Kirlian recibió una descarga eléctrica en una de sus manos. En el momento de la descarga, se percató de que una especie de halo luminoso le rodeaba, por unos instantes, toda la mano.

La cámara Kirliam permite captar el halo de energía que rodea al cuerpo humano y hace posible el diagnóstico de las alteraciones de salud a través de los colores que emite dicha energía. Determinadas enfermedades presentan asimismo un halo característico formato por determinados colores.

Para iniciarse en esta actividad, los especialistas recomiendan intentar ver el aura de las manos, pues en ellas se concentra mucha energía.

Un ejercicio sencillo consiste en sentarse en un lugar de luces suaves, totalmente relajado, y con una hoja de papel. La idea es poner la mano con los dedos separados sobre ésta y mirar fijamente la punta de los dedos y los bordes de la mano. Si se está bastante relajado, se logrará observar una especie de niebla transparente y de poco grosor alrededor. La práctica continua de esta actividad permite a la larga observar el aura; pero es importante destacar que sólo debe hacerse de 5 a 10 minutos al día durante el período de aprendizaje, pues los ojos tienden a cansarse.

El campo energético

El aura humana está formada por cuerpos sutiles de frecuencias energéticas superiores como el cuerpo vital, el emocional, el mental o el espiritual. El cuerpo bioenergético está compuesto de una materia más sutil que el cuerpo físico. Es la plantilla, molde o patrón que recepciona, transforma y distribuye la energía que sustenta el cuerpo físico.

El aura humana no se encuentra dentro del espectro visible. Para poder visualizarla y estudiarla es necesario excitarla mediante una descarga eléctrica de alta tensión y baja intensidad con un instrumento como la cámara Kirlian

¿Quién puede percibir el aura?

La visión periférica es la encargada de percibir el aura. En el campo visual de un ojo hay 130 millones de bastones receptores que se localizan en la periferia de dicho campo. Funcionan en condiciones de poca visibilidad y constituyen lo que se denomina visión nocturna. Estos bastones receptores sintetizan la rodopsina o púrpura visual, una proteína que es muy sensible a la luz baja.

En condiciones de luz tenue, los bastones pueden percibir la luz sutil que surge de las emanaciones áuricas.

Para conseguir ver el aura, se extienden los brazos ante el cuerpo con las palmas de las manos enfrentadas entre sí a unos dos palmos de distancia. A continuación se acercan las palmas de las manos con mucha lentitud, es entonces cuando se percibe una cierta resistencia que no es otra cosa que un campo de energía.

Resulta más fácil observar cuando la persona está de pie ante un fondo claro. Se empieza cerrando los ojos para visualizar imágenes que hayan quedado grabadas en nuestra memoria. Es muy útil en estos casos disponer de un cuaderno a mano para ir anotando las visualizaciones, tomando nota de las imágenes, los colores, las formas y los símbolos que se vayan percibiendo.

La práctica de este método fortalecerá el aura y la visión convergente entrará en funcionamiento. Cuando los músculos del ojo se fatigan, la posición de éste varía y es entonces cuando se puede percibir lo que se conoce como "falsa aura".

Al sentir o ver el aura por primera vez se percibirán distintas tonalidades que emanan de la persona y que corresponderán con los pensamientos y sentimientos que tenga en ese momento.

El significado de
los colores en el aura

El aura de una persona revela gran parte de su ser, tiene un significado espiritual. Pero, ¿de dónde proceden los colores y qué les hace cambiar? El color es una característica de las vi-

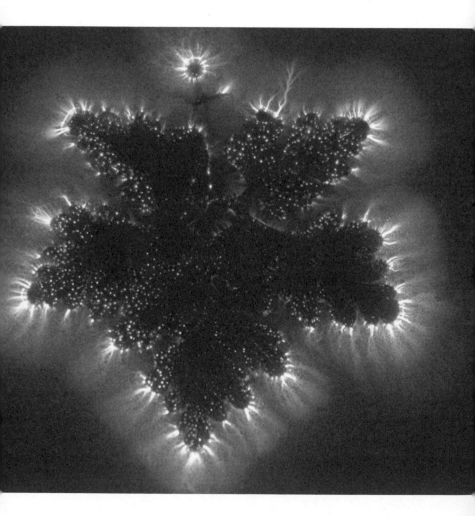

braciones de la materia y nuestra alma la refleja en este mundo tridimensional a través de las entidades atómicas.

- **Rojo:** Es el primer color primario y simboliza el cuerpo, la tierra y el infierno, elementos que tienen el mismo significado en las religiones místicas.

- **Naranja:** Es un color vital que simboliza el sol, e indica predisposición hacia los demás. Es también un color que indica el pleno control sobre sí mismo.

Limpieza del aura

Es importante limpiar el aura personal de vez en cuando, ya que con el tiempo se acumula basura debido a varias causas: nuestros propios pensamientos negativos, la energía de la negatividad de otras personas, la energía negativa que podría haber estado con nosotros desde el pasado, y la energía negativa de los fantasmas y entidades oscuras que nos rodean.

La limpieza del aura se utiliza para equilibrar los estados de ánimo, suprimir el miedo, las fobias, las depresiones. Actúa sobre los bloqueos emocionales profundos, comportamientos fijos equivocados que nos llevan a crearnos enfermedades físicas. Combate el desgano de enfrentar la vida. Ayuda a despertar la fuerza curativa interior en un proceso en el cual va cambiando la visión del mundo, de la vida, de sí mismo y los demás.

- **Amarillo:** Simboliza la salud y el bienestar. Las personas en las que predominan las tonalidades amarillas en su aura tienen una buena mentalidad, son confiados y aprenden fácilmente. Además, son personas alegres, amistosas y caritativas. Si se presenta con tonalidades pálidas, entonces indica timidez y complejo de inferioridad.

- **Verde:** El verde es color de la salud y de la curación. Significa la fuerza, la amistad, la comprensión. Si el verde torna hacia el azul entonces significa ayuda y confianza.

- **Azul:** El azul es el color del espíritu, el símbolo de la contemplación y la tonalidad que predomina en el cielo. Las personas en las que predomina este color suelen entregarse por completo a los demás, son animosos y originales. Tienen un fuerte componente espiritual y suelen dedicar su vida a las artes o los servicios sociales.

- **Violeta:** Es el color e las experiencias religiosas, místicas. Cuando las convicciones son profundas, el color tiende hacia el azul profundo, aunque en ocasiones viene asociado a los tonos púrpuras, lo que indica tendencia al autoritarismo.

- **Blanco:** Es el color de la perfección absoluta. En una situación de perfecta armonía, las visiones cromáticas se mezclan y aparece entonces el aura más blanca.

El pulso y las envolturas energéticas

Una de las acciones que el terapeuta practica habitualmente es la toma del pulso. Se trata de la percepción o latido de las arterias que corresponde a las pulsaciones cardiacas. Es un instrumento muy útil ya que va más allá de la palabra y de la razón y permite poner de manifiesto las envolturas energéticas y sus propiedades

Las informaciones que revela el pulso son producto de un efecto de resonancia entre la persona que pregunta y la persona que responde. La función crea el órgano y el hecho de poder percibir vibraciones sutiles abre nuevas vías en el entramado de las fibras nerviosas y de las envolturas energéticas.

Para obtener respuestas a nuestros requerimientos es preciso desconectarse de los mecanismos mentales habituales y desplazar el centro de atención desde el cerebro hacia el hara, el plexo situado entre 3 y 5 cm por debajo del ombligo.

Desplazar el centro de gravedad hacia la mente hace que el hombre oscile entre un estado de tensión muy fuerte y un estado de permanente disolución de su propio ser. El verdadero centro no es el pecho, el corazón o la cabeza sino el vientre. Una manera de comprobar esto es re-aprender a respirar con el abdomen como hacen los bebés. Quien sabe llevar la respiración hacia abajo, hacia el hara, encuentra naturalmente la paz. Los taoístas –los que siguen el fluir de la "vía o el camino natural"– entrenan esta zona del bajo vientre para que cumpla con las funciones de "un segundo cerebro". Lo llaman también "campo medicinal" o "campo del elixir", como modo de describir las oleadas de energía que se despiertan al trabajarlo.

El hara

Hara es una palabra japonesa que designa "un estado del ser", centrado y sereno. Designa al vientre y a lo que allí reside: la conciencia del ser profundo. Describe también la zona del abdomen comprendida entre la boca del estómago, las últimas costillas, el hueso púbico y la cresta ilíaca. Conocer este punto en el propio cuerpo, permite mantener una actitud relajada, optimista, conciente y creativa.

Allí, en el centro, reside también la memoria del cordón umbilical: el recuerdo del momento en que no hacía falta procurarse alimento ni abrigo porque todo estaba previsto por la matriz.

Los chinos llaman a este punto energético "tan-tien", "mar de chi" o "centro de conciencia" y lo ubican a unos cuatro dedos por debajo del ombligo, "hacia adentro". Los hindúes lo llaman "segundo chakra" y lo describen como un vórtice de energía que permite el acceso al goce y la alegría.

Cómo interrogar al organismo a través del pulso

Un método para interrogar al organismo es la percepción del reflejo aurículo-cardiaco. Esta percepción es la expresión de nuestra reacción ante una situación de estrés de nuestra vida

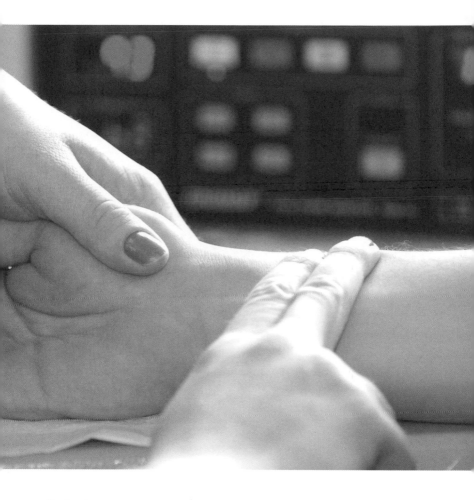

diaria. La manera más común es tomar el pulso en la arteria radial, en la muñeca de la mano izquierda, vuelta hacia arriba y sostenida entre el pulgar y los cuatro dedos de la mano derecha colocados sobre la parte superior de la mano izquierda, con el dedo índice palpando la pulsación de una manera suave. También puede tomarse en la arteria carótida, situada en la parte anterior del cuello. Mientras se realiza esto, con la mano libre se toma un conjunto con los doce filtros de colores fundamentales y se pasa un dedo por cada uno de ellos. De esta manera se puede percibir un endurecimiento momentáneo, un descenso o un desfase en el pulso. Sólo con una cierta práctica hecha de manera regular se podrán obtener resultados.

El método del dedo índice o corazón

En ocasiones se utiliza la sensibilidad del dedo índice o corazón para percibir el pulso. En este caso, con la mano completamente relajada y los dedos separados, se debe mover rápidamente la mano por encima de los filtros de colores, dirigiendo la atención sobre el extremo del índice o del corazón. En estos momentos es cuando cabe preguntarse qué color le conviene más a la persona objeto de nuestra atención.

La sensación que se puede percibir al pasar los dedos por los filtros de colores es similar a la que se puede sentir al tocar una membrana fluida, también puede ser un ligero hormigueo o una pequeña vibración, aunque algunas personas también pueden sentir sensaciones de frío o calor.

Ya sea a través del pulso, de la percepción digital, de la radiestesia o de un test muscular, el origen de las respuestas corresponde al sistema autónomo inconsciente.

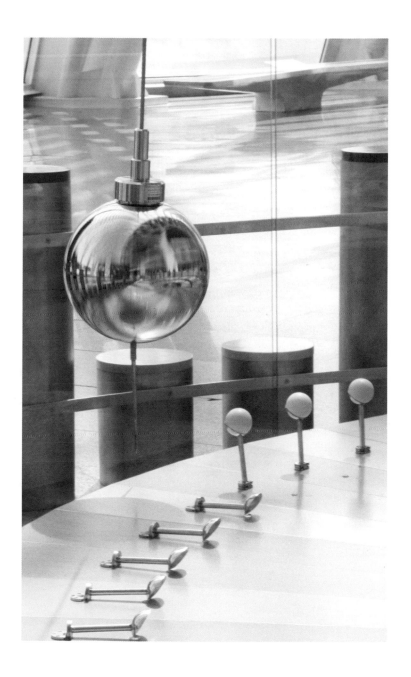

La radiestesia

Gracias a la radiestesia se puede detectar a distancia y a través de un instrumento, las radiaciones emitidas por cualquier cuerpo o forma de energía. El nombre de radiestesia está formado por la palabra latina radius que significa radiación y por el vocablo griego aisthesis, en su acepción de sensibilidad. La radiestesia es la técnica que maneja la detección del espectro completo de las radiaciones que emiten, tanto los cuerpos de cualquier naturaleza, como las diversas formas de energía. Se le llama radiestesista al practicante de la radiestesia. Se detecta la manifestación de las radiaciones a través de instrumentos, siendo los más usados el péndulo y las varillas.

El poder del péndulo tiene aplicaciones en todos los campos de la vida. La radiestesia facilita hacer consciente lo que es inconsciente, es decir, hacer racional lo que no es racional aún, pero que ha sido detectado, intuido o descubierto por el sexto sentido, las percepciones extrasensoriales y otras funciones del hemisferio cerebral del lado derecho, que la ciencia ha empezado a explicar en los últimos años, pero que han sido ejercidas por los seres humanos desde el origen de la especie.

El movimiento del péndulo

El movimiento del péndulo no surge de la parte consciente del nuestro organismo sino del control inconsciente que ejerce el sistema autónomo. La persona que tiene el control del péndulo no tiene ninguna consciencia de los movimientos de su mano en ningún momento.

El péndulo no es más que un amplificador de las señales que emite la mano a través de la cuerda, y cuya longitud determina el grado de amplificación. Si la cuerda es corta, la respuesta es corta pero la amplificación débil, lo que significa que el péndulo es sensible. Si, por el contrario, la cuerda es larga, la respuesta tarda más en llegar pero la amplificación es mayor, lo que significa que el péndulo es lento.

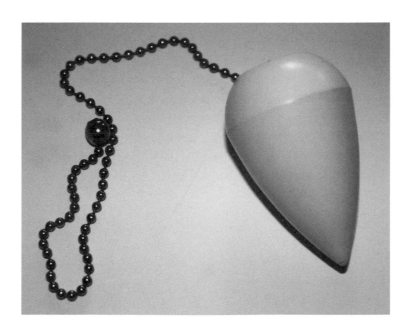

Los zahoríes

Un zahorí, a veces llamado radiestesista o rabdomante, es alguien que afirma que puede detectar cambios del electromagnetismo a través del movimiento espontáneo de dispositivos simples sostenidos por sus manos, normalmente una varilla de madera o metal en forma de "Y" ó "L" o un péndulo. Los zahoríes afirman ser capaces de detectar la existencia de flujos magnéticos o líneas ley, corrientes de agua, vetas de minerales, lagos subterráneos, etc., a cualquier profundidad y sustentan la eficacia de la técnica en razones psicológicas, y los movimientos de los instrumentos por el efecto ideomotor. Mientras para algunos defensores de la técnica, se trataría de una habilidad explicable por la ciencia, otros la tratan de "facultad supranormal".

La práctica de la radiestesia implica un riguroso control por parte de la mente, que debe centrarse en la búsqueda del péndulo, con el objeto de guiar la actividad consciente. Esto es, conocer con exactitud lo que se busca si tener una idea preconcebida ni esperar una reacción específica. De esta manera, el movimiento de la mano estará relacionado directamente con la función.

Los radiestesistas diferencian dos sistemas de utilizar el péndulo: el sistema físico y el mental. El sistema físico se limita a conectar con una persona o un fenómeno, dejando que se produzcan los correspondientes movimientos pendulares. El sistema mental se limita a exponer mentalmente una pregunta concreta y a esperar un movimiento convencional del péndulo esperando una respuesta que puede ser afirmativa o negativa. La pregunta, en estos casos, debe ser muy precisa, ya que si la respuesta es positiva el péndulo se moverá, mientras que si es negativa no se producirá ningún movimiento. De cara a obtener una mayor sensibilidad es más conveniente provocar previamente un ligero balanceo y esperar entonces una perturbación que se traducirá en un movimiento giratorio. En el caso de utilizar un filtro de color, si el organismo se siente afectado por el color al que ponemos en contacto, el péndulo pasará del balanceo a un movimiento giratorio en uno u otro sentido.

4. Principio de acción de los colores

Comprender el sentido de una enfermedad ayuda en ocasiones a liberarse más fácilmente de ella. Al tomar conciencia de ella podemos modificar la relación que llevamos con nosotros mismos y con los demás. Una enfermedad no es más que la señal que indica una falta de armonía en nuestra forma de ser, de vivir, de alimentarnos o de relacionarnos con los demás.

Los colores deben entenderse en ese contexto como elementos catalizadores que permiten a la naturaleza desplegar en nosotros su maravilloso y permanente trabajo de regeneración.

La influencia de la mente sobre el cuerpo

Las palabras griegas psyche y soma significan, respectivamente, mente y cuerpo; de ellas deriva el término psicosomático aplicado a la influencia de la mente sobre el cuerpo. Una enfermedad psicosomática es una dolencia física real producida por conflictos emocionales subconscientes o cualquier otro factor de tipo psicológico. Los médicos todavía no comprenden bien cómo las emociones pueden alterar las funciones de los órganos hasta ese grado, pero es indudable que lo hacen. A diferencia del hipocondríaco que sólo se imagina que está enfermo, el que tiene una dolencia psicosomática presenta verdaderamente alteraciones físicas. Con frecuencia estos pacientes pueden ser curados tratando el problema psicológico en el que radica su enfermedad.

Dolencias como las úlceras del aparato digestivo, los dolores de cabeza y las palpitaciones son con frecuencia (pero no invariablemente) psicosomáticas, pero hay muchas más de la misma índole; no pocos médicos opinan que la mayoría de las enfermedades fisiológicas, quizá incluso el cáncer, están influidas en cierta medida por factores psicológicos.

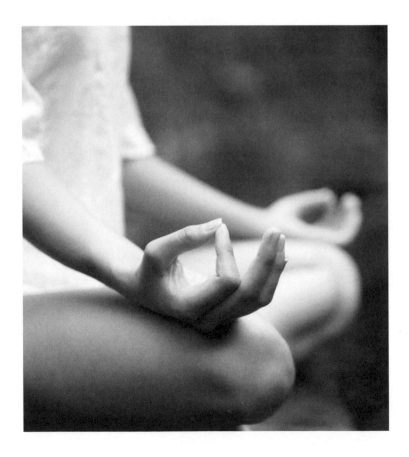

Los trastornos psicosomáticos suelen manifestarse en presencia de alguna de las siguientes condiciones en el individuo:

- Existencia de un trastorno mental previo.
- Manifestación de determinados síntomas psicológicos.
- Rasgos de personalidad patológicos.
- Conductas no adaptadas relacionadas con la salud, tales como consumo de sustancias, sedentarismo o exceso de comida.
- Respuestas fisiológicas asociadas al estrés.

Por otra parte, la influencia de los factores psicológicos en una determinada condición médica suele manifestarse de las siguientes formas:

- Alterando el curso de la enfermedad.
- Interfiriendo con el tratamiento de la condición médica general.
- Constituyendo un factor de riesgo adicional para la salud del individuo.
- Agravando los síntomas de una condición médica general a través de respuestas fisiológicas asociadas al estrés.

Los bloqueos energéticos

Existen manifestaciones vibratorias más allá de los límites visibles del espectro electromagnético. Es más, la parte visible de este espectro representa una parte ínfima en relación al conjunto de frecuencias vibratorias. La vida que aparece ante nosotros de forma material no es más que la punta del iceberg de un submundo fascinante compuesto por una fuerza vital, inteligente, sensible y consciente.. Y descubrir esta parte oculta es una experiencia todavía mejor si se realiza potenciando los sentidos.

Descubrir el entorno vibratorio de los colores, de los sonidos y de los pensamientos nos conduce a un universo sensorial paralelo que gobierna lo invisible.

La vida es movimiento y armonía, consecuencia de la libre circulación de las energías por el organismo. Si hay un obstáculo que se interpone en el camino, se generan perturbaciones. Para la medicina vibratoria, esto puede deberse a la paralización de una zona vibratoria o bien a un exceso o una falta de energía en un órgano. Cuando una parte del cuerpo humano produce un bloqueo, el cuerpo humano se desequilibra, manifestándolo en forma de enfermedad.

Cuando un terapeuta consigue desbloquear la circulación de la energía, se restablece la armonía y desaparece la enfermedad.

La adaptación al medio

Cualquier organismo dispone de mecanismos autorreguladores que le permiten adaptarse al medio. Así por ejemplo, se ha dado el caso de tribus en las selvas tropicales, donde la densidad de vegetación es muy alta, que viven una existencia normalizada en un entorno monocromo. Cuando el ojo está sometido durante un tiempo a una misma estructura cromática, el organismo reacciona recreando automáticamente el color opuesto al que le perturba.

La naturaleza inmaterial de los colores no les permite actuar directamente sobre la materia orgánica, sino sobre aquello que la anima y le da cohesión y vida., esto es, sobre las envolturas vibratorias. Las vibraciones cromáticas interfieren en las envolturas sutiles a partir del efecto de resonancia.

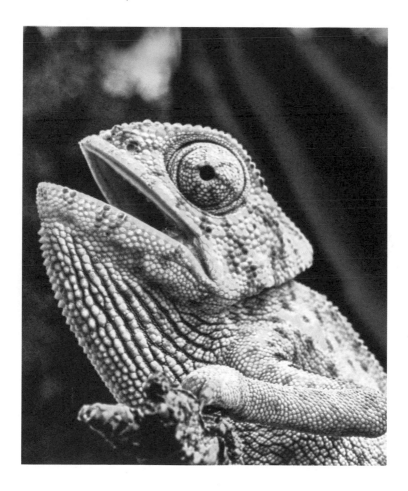

Alan Sloan

Cuando el organismo humano se expone a radiaciones continuas, se adapta a aquello que necesita. No reacciona ante aquello que no le afecta sino que desarrolla una defensa generando el color complementario que le puede perturbar.

La Luz rige los sistemas vitales

Las últimas investigaciones en cromoterapia destacan que no hay más que dos tipos de enfermedades: las que proceden de un exceso de azul, llamadas *ultragreen* y las que poseen un exceso de rojo o *infragreen*. El color verde, se situaría en el punto medio y representaría el fiel de la balanza. En un estado de equilibrio perfecto, las personas oscilan entre ambas tonalidades, exteriorizando por la mañana la energía potencial de los colores cálidos que la llevan a actuar. Después van apareciendo los colores fríos que inducen calma y sosiego.

Cuando una persona se halla perturbada por un color dominante, el mecanismo de oscilación entre ambos extremos se halla bloqueado. Si, por ejemplo, se trata de un exceso de azul, se encuentra en un estado depresivo que requiere permanente relajación. Tal y como son los ciclos de la naturaleza, si la persona se decanta hacia el rojo, lo compensa con un movimiento en dirección al azul y viceversa. Cuando hay una ausencia de naranja –la vibración más dinámica del espectro– se produce un descenso de vitalidad que coincide con épocas de finales de año.

El prisma humano

La mayoría de la luz con la que interactuamos en absolutamente todos los momentos de nuestra vida es algún tipo de luz blanca, la cual contiene muchos rangos de longitud de onda en sí misma. Por ejemplo, la luz blanca que ingresa dentro de un prisma causa que las diferentes longitudes de onda se "quiebren" en diferentes ángulos, efecto dado por la refracción óptica. El resultado de esto son haces de luz que varían dentro de todo el espectro visible del color. Este fenómeno es, por ejemplo, lo que causa el arco iris, aunque el lugar del prisma lo ocupan las partículas de agua.

El equilibrio energético del organismo depende de la capacidad que tiene para estar en resonancia con los colores del arco iris.

Las diferentes longitudes de onda de la luz afectan a nuestros ojos de modo distinto, y esto lo interpreta el cerebro humano como diversos colores. La luz roja tiene una longitud de onda relativamente grande. Los diversos tonos de la

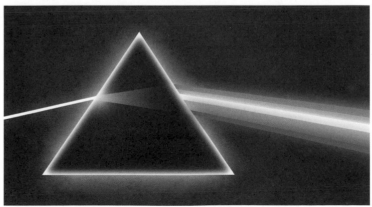

(Véase la contratapa.)

luz anaranjada tiene longitudes de onda más pequeñas, y éstas van decreciendo en la luz amarilla, verde, azul y, finalmente, violeta. Esta última es la que tiene longitudes de onda más cortas.

Pero esta lista de colores que van desde el rojo hasta el violeta incluyen tan solo los que se conocen como "luz visible". Hay longitudes de onda más grandes que las de la luz roja, que no afectan a la retina del ojo y son, por tanto, invisibles. Entre ellas figuran las ondas infrarrojas, microondas y ondas de radio. Aunque no pueden verse, pueden detectarse con los instrumentos adecuados.

Además, hay longitudes de onda más pequeñas que la luz violeta y que son también invisibles, porque no afectan a la retina hasta el punto de producir la sensación de luz. Sin embargo, estas radiaciones de onda muy cortas pueden dañar físicamente la retina y por ello son peligrosas, tanto más, cuando son invisibles. Entre las radiaciones de onda corta figuran las ondas ultravioleta, los rayos X y los rayos gamma. Estos pueden ser también detectados con instrumentos adecuados. Toda la escala de estas radiaciones se designa con el nombre de "espectro electromagnético".

El color de los objetos

El color que tendrá un objeto depende de lo que suceda cuando la luz incida sobre él. Los diferentes materiales absorben algunos colores y reflejan otros, que son los que el ser humano puede observar. Una mesa de color rojo absorbe todos los colores menos el color rojo. La mesa refleja ese color, que es el que vemos. Los objetos de color negro absorben todos los colores y no reflejan ninguno, mientras que los objetos de color blanco reflejan todos los colores menos el blanco.

El hexagrama
o Sello de Salomón

El signo del hexagrama posee un significado similar al del ying y el yang, como representación de los opuestos, así como de nexo entre el cielo y la tierra o plasmación ideográfica de la sabiduría sobrehumana. Refleja el orden cósmico, los cielos, el movimiento de las estrellas en sus esferas propias, y el flujo perpetuo que se establece entre el cielo y la tierra, entre los elementos aire y fuego. El Sello, por lo tanto, simboliza la sabiduría sobrehumana y el gobierno por gracia divina.

Historia de un Sello

En 1536, el sultán Solimán el Magnífico ordenó efectuar amplios trabajos de remodelación en el Monte del Templo y convirtió en mezquita la iglesia que se había construido en el Monte Sión en tiempos de la conquista de los cruzados. Al erigir la mezquita, Solimán establecía un vínculo con Salomón el hijo de David así como con el Mesías de la dinastía davídica que, según los cristianos, es Jesús. La conciencia mesiánica del sultán Solimán lo llevó a desarrollar este vínculo de conexión con el rey Salomón. En las murallas que construyó en torno a Jerusalén, hay piedras decoradas con dos triángulos

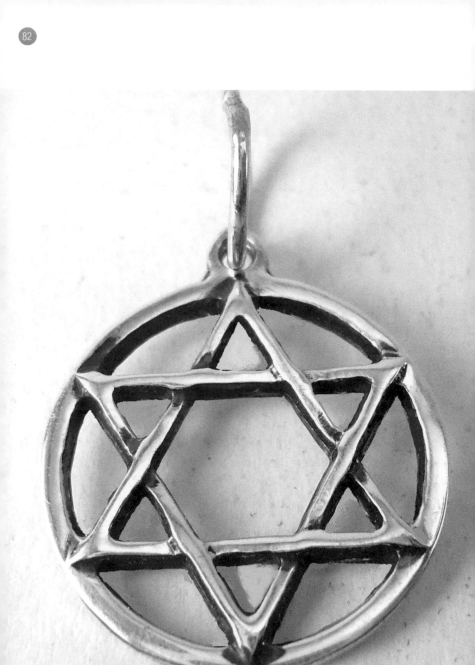

entrelazados, es decir, el Sello de Salomón que entre los musulmanes se conoce con el nombre de Khatam Suleimán y, entre los judíos, como Jatam Shlomó. Su función era proteger la ciudad.

El símbolo del hexagrama o figura en forma de estrella formada por dos triángulos tiene múltiples connotaciones (en especial inscrito en un círculo); en muchas partes del mundo se le han atribuido poderes sobrenaturales desde épocas antiguas. El elemento abstracto de la figura (que está conectado con las estrellas celestiales) y su integridad geométrica, hacen de él un símbolo universal. Junto con la estrella de cinco puntas o pentagrama, que es de origen mucho más antiguo, el hexagrama representa el desarrollo de las matemáticas y la geometría por parte de los griegos y sus sucesores en toda la zona mediterránea.

El Sello de Salomón combina la fuerza y la belleza, el simbolismo y la cualidad ilustrativa; todo ello en una figura geométrica, el motivo característico más importante del arte islámico. El amor del artista musulmán por la geometría, permite expresar la verdadera esencia del Sello de Salomón como símbolo de conexión entre ambos mundos; en este contexto, simboliza la relación que hay entre la ciencia, la belleza y la metafísica, con elementos de medicina y magia, astronomía y astrología, el arte del regadío y su influencia en el jardín, y la conexión simbólica entre los jardines de recreo y el Jardín del Edén, entre el cielo y las cúpulas arquitectónicas y entre la cosmología tradicional y su nexo con la religión.

Simbolismo del hexagrama en sus colores

El hexagrama está formado por una estrella de seis puntas compuesta por dos triángulos equiláteros. El que apunta hacia arriba representa el elemento Fuego y el que apunta hacia abajo el elemento Agua. Son dos fuerzas que actúan conjuntamente y su figura recuerda al símbolo del Tao, dos figuras imbricadas, una blanca y la otra negra, en el interior de un círculo. El hexagrama representa también la complementariedad, la unión de los opuestos, el yin y el yang.

En términos de color, el rojo representa el Yang, el color generador de la fuerza, de la expansión, mientras que el azul sería el Yin, la fuerza que da cohesión, estructura y organización. Son los dos extremos del espectro cromático, en medio del cual se hallaría el verde, el color que establece la mediación, un puente extendido entre los dos colores más alejados, los separa y los une y otorga equilibrio a esta dualidad.

En el hexagrama pueden encontrarse dos grandes trazos: el eje verde/magenta, y un eje en el que pueden hallarse distintas parejas cromáticas entre colores calientes y fríos.

- El eje verde/magenta está constituido por dos colores complementarios entre sí que supone una primera polarización del sello. La percepción sensitiva que se obtiene de estos colores es la sensación de frío o calor, pero el polo de actividad y dinamismo se expresa con los rojos mientras que los azules ejercen un efecto sedante y liberador.

- En el otro eje pueden hallarse las siguientes parejas cro-

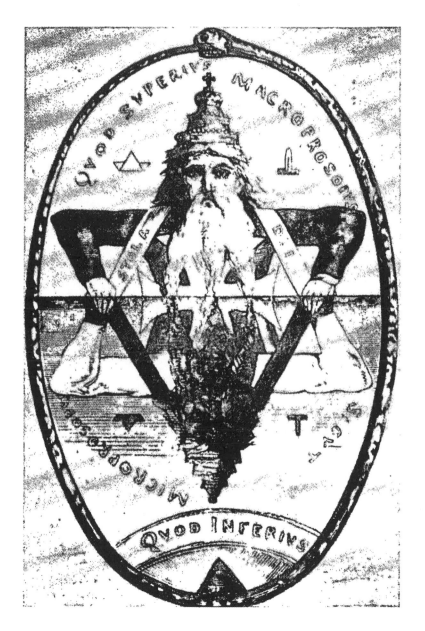

máticas: limón/turquesa, amarillo/cian, naranja/índigo, rojo/azul y escarlata/púrpura. Estas parejas conforman distintas simetrías entre los colores cálidos y los colores fríos. El naranja se obtiene añadiendo un poco de verde al rojo, es decir, añadiendo vida a un elemento de energía no manifestada. El índigo, en su lado opuesto, se obtiene añadiendo verde al azul, esto es, introduciendo en la existencia el factor de la organización.

Cómo alcanzar el equilibrio con el Sello

Esta figura constituye un mandala emisor de forma. Emite una cierta vibración que puede ser percibido por la persona que se sienta en dirección al sur y coloca el hexagrama a su derecha, orientado en el eje norte-sur y con el extremo magenta orientado hacia el sur. Al extender la palma de la mano derecha sobre la estrella se evalúan las propias energías (se debe sentir un eco en la palma de la mano). Pasados tres minutos, se invierte la posición sentándose a la izquierda del mandala, con la mano izquierda sobre el sello y la derecha apoyada en el suelo. De nuevo se vuelven a evaluar las energías.

También se puede detectar en el hexagrama el color que se debe utilizar y, después, la zona de intervención. Luego dirigir la punta de ese color hacia el órgano o el chakra deficientes, siguiendo la fluctuación de las energías en la escala graduada.

El hexagrama tiene un efecto armonizador sobre el equilibrio y el ambiente vibratorio de la sala en la que se realiza el ejercicio. Su incidencia positiva puede comprobarse en relación a las emisiones que parasitan el organismo, el hexagrama ayuda a superar el estrés y a reducir los sentimientos de angustia y miedo.

Los efectos psicológicos de cada color

La cromoterapia sostiene que dos personas que sufran una misma enfermedad no necesariamente requieren la misma secuencia cromática. Cada color tiene un significado determinado y definido. El tono que se utiliza es importante, pero también lo es dónde se utiliza. La zona superior del cuerpo se relaciona principalmente con el mundo emocional, los deseos y las necesidades. La zona inferior transmite información acerca de las necesidades materiales y la energía física que maneja la persona, su fuerza y dinámica interna.

Los colores influyen directamente en las personas y la idea de utilizarlos de manera terapéutica es, precisamente, para que contribuyan en el equilibrio perdido a causa de padecimientos físicos, emocionales o mentales.

Las simetrías respecto al eje central verde/magenta y con respecto al centro provoca efectos generalmente antagonistas: mientras que el naranja estimula la respiración, el índigo, su complementario, la ralentiza. Ambos colores deben ser contemplados como un eje sobre el que evaluar la función respiratoria.

Los colores cálidos como el escarlata, el rojo, el naranja, el amarillo y el limón tienen, por lo general, un efecto estimulante sobre el conjunto del organismo por su acción sobre el sistema nervioso simpático que forma parte del sistema autónomo, que es el encargado de regular las funciones automáticas del cuerpo, tales como la digestión, los latidos del corazón o la temperatura corporal. En cambio, los colores fríos como el turquesa, el cian, el índigo, el azul y el púrpura influyen en el sistema nervioso parasimpático, que permite al organismo mantener un estado de tranquilidad relativa, realizando operaciones como la disminución del ritmo cardiaco, la constricción de los bronquiolos y de las pupilas o la estimulación de las funciones digestivas.

Los colores se distinguen básicamente en dos grupos:
- **Colores cálidos (amarillos, naranjas, rojos) producen un efecto alegre, vivo y caliente, siendo, a medida que se acercan al rojo, estimulantes y excitantes.**
- **Colores fríos (verdes, azules, violetas) producen un efecto tranquilo, sedante, silencioso y fresco y a medida que se acercan al azul, más fríos y deprimentes.**

Color escarlata

El escarlata es el color del inicio y del surgimiento espontáneo de la fuerza vital. Durante el siglo XIV en Europa el color escarlata era el color considerado más caro y suntuoso, ya que se trataba de un colorante de primer orden utilizado en la industria de los tintados de lanas y paños.

El escarlata es un color muy indicado cuando existen un deficiente funcionamiento de las glándulas suprarrenales, como la enfermedad de Addison, además activa el sistema reproductor tanto del hombre como de la mujer, tiene poderosos efectos afrodisíacos, estimula las funciones menstruales y facilita la salida del feto durante el parto. Su acción se dirige primordialmente hacia la circulación sanguínea, ya que provoca vasoconstricción y taquicardia.

También tiene efecto sobre el conjunto del sistema reproductor y, en particular, sobre las gónadas, al igual que sobre los músculos y el esqueleto.

Es el más apasionado de los matices rojos, produce violentos contrastes, dando lugar a caracteres agradables y desagradables.

Color rojo

En Occidente, la interpretación tradicional del cromatismo del arco iris sostiene que este contiene siete colores, que corresponden a los siete colores en que Newton dividió el espectro de luz visible. En este contexto, el rojo es considerado el primer color visible, tanto del espectro newtoniano como del arco iris.

El rojo simboliza el poder, color al que se asocia con la vitalidad y la ambición. El rojo aporta también confianza en sí mismo, coraje y una actitud optimista ante la vida. Pero también tiene su aspecto negativo y puede expresar rabia. Si estamos rodeado de demasiado rojo, puede influirnos negativamente y volvernos irritables, impacientes e inconformistas. Está asociado con los signos Aries y Escorpio y sus palabras clave son: Atracción, amor, pasión, deseo y amor.

En su aspecto terapéutico se relaciona con procesos de inflamación, esto es, una respuesta aguda no específica que procede de la dilatación y aumento de la permeabilidad de los vasos sanguíneos. También se relaciona con las sustancias denominadas pirógenas que, segregadas durante un proceso inflamatorio o infeccioso provocan fiebre.

El rojo suele utilizarse en cualquier problema sensorial que proceda del tejido nervioso o de un proceso inflamatorio. Es también un estimulante de la función hepática, ya que el hígado es el órgano que recibe la sangre por dos vías: la de la arteria hepática y la de la sangre venosa cargada de nutrientes que vienen de la vena porta hepática. Es el lugar en el que se metabolizan las sustancias absorbidas por los intestinos.

El oxígeno es el principal vector energético del organismo, por lo que el rojo corresponde al cuadrante de la energía. Suele aplicarse en los casos de anemia o disminución de eritrocitos en la sangre. También es muy eficaz en cualquier ac-

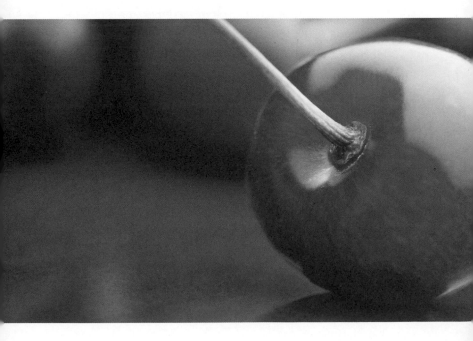

ción de tipo global sobre los fenómenos hemostáticos. El color rojo actúa sobre la circulación sanguínea gracias a la estimulación del músculo cardíaco a través del sistema simpático.

En la Edad Media se acostumbraba a envolver a los afectados por el sarampión en mantas rojas, ya que se había comprobado que en estos casos la curación era más rápida. En la actualidad la cromoterapia emplea las aplicaciones del color rojo en las afecciones relacionadas con la piel, el pelo o las uñas. Es decir, enfermedades como el acné, las verrugas, las dermatitis, los eccemas, la psoriasis, el herpes, etc.

Color naranja

Los estudios de Newton sobre la naturaleza de la luz y del color dieron lugar a numerosas teorías sobre los colores. En el siglo XVIII algunos tratados de pintura habían adaptado el círculo de colores creado por Newton a las necesidades del arte pictórico y señalaban que los tres colores primarios eran el rojo, el amarillo y el azul del círculo newtoniano. La práctica de utilizar estos colores primarios en pintura continúa hasta el día de hoy. El naranja se obtiene mezclando rojo y amarillo, a pesar de que actualmente se considera que el magenta, el cian y el amarillo es la tríada de primarios más adecuada para la síntesis de colores pigmentarios.

El naranja es un color que estimula la creatividad y la ambición. Además puede producir cierto deseo protector, tanto hacia uno mismo como también hacia otros seres. Si nos exponemos excesivamente a este color se puede producir mucho nerviosismo y agitación.

Es el color predominante del segundo chakra. Este color

está asociado al gozo, a la sabiduría, a la sociabilidad, a la comunicación. Está ligado, por muchos investigadores, a nuestra salud emocional y al sistema muscular. Este chakra se ubica entre el pubis y el ombligo e influye sobre los riñones. Se lo asocia con las glándulas suprarrenales. Su nombre en sánscrito es Swadisthana, que significa literalmente "la propia morada". Sus vórtices o pétalos giratorios son seis. Está asociado con el elemento agua y con la luna creciente. Gobierna la circulación de los fluidos del cuerpo. Este chakra proporciona energía a todo el organismo y lo alimenta mediante la absorción de los nutrientes de las comidas, así como del contacto físico afectuoso con otras personas. Un chakra sano revela una energía expansiva y un interés sano por la alimentación. Si este chakra se desequilibra producirá perturbaciones en los procesos digestivos y en la asimilación de las sustancias cruciales para la vida, con lo cual habrá pérdida de apetito y fatiga.

También se asocia el naranja a la regeneración del pulmón y a la estimulación respiratoria. Su equilibrio puede verse perturbado por varios factores. Se asocia al movimiento y al dinamismo y funciona muy bien en enfermedades como la tuberculosis, los enfisemas, la neumonía o la pleuresía.

El color naranja estimula la tiroides, por tanto funciona con todo aquello que esté relacionado con el metabolismo y el crecimiento. Actúa en cualquier patología provocada por una insuficiencia en el trabajo de la tiroides, enfermedades como el hipotiroidismo, el cretinismo, el bocio, etc.

Al actuar sobre la tiroides aumenta la función de la calcitonina, por lo tanto resulta fundamental en la formación de huesos y dientes y en las actividades esqueléticas. El efecto del naranja es ideal para los casos de fracturas y osteoporosis. Posee un efecto liberador en casos de calambres y espasmos musculares y es estimulante de las glándulas mamarias en la época de la lactancia.

Es un poderoso estimulante de la motilidad del intestino grueso, por lo que es muy eficaz en los casos de estreñimiento.

Color amarillo

El color amarillo es también un color que aporta la felicidad. Es un color brillante, alegre, que simboliza el lujo. Se asocia con la parte intelectual de la mente y la expresión de nuestros pensamientos. Es por lo tanto, el poder de discernir y discriminar, la memoria y las ideas claras, el poder de decisión y capacidad de juzgarlo todo. También ayuda a ser organizado, a asimilar las ideas innovadoras y aporta la habilidad de ver y comprender los diferentes puntos de vista.

El color amarillo está asociado los signos Géminis, Leo (amarillo oscuro), Tauro (amarillo y ocre), Virgo y las palabras claves asociadas a este color son: Felicidad, alegría, inteli-

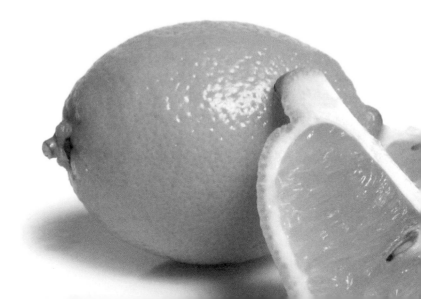

gencia, innovación, energía, sol, fortaleza, poder.

Es un elemento esencial en el sistema nervioso, ya que se asocia a la construcción de las células. Estas tienen como función recibir y emisor los mensajes en forma de transmisión nerviosa. Por tanto suele ser empleado en cualquier patología relacionada con este sistema, como la poliomelitis, la esclerosis, las perturbaciones que afectan a la columna vertebral o la enfermedad del Parkinson, por ejemplo.

El amarillo estimula el sistema linfático. Este sistema tiene dos funciones: la acción inmunitaria y el drenaje de los líquidos intersticiales. También actúa sobre el sistema digestivo, estimulando el peristaltismo, la motilidad del intestino para acelerar el paso del quimo alimenticio.

Color limón

Es un color que actúa sobre todas las patologías crónicas. Es el encargado de devolver el equilibrio por su acción fluidificante en los líquidos del organismo, ya que estimula la fibrinolisina, un enzima capaz de descomponer los coágulos.

El limón es vitalizador y estimulante del cerebro, contiene un cierto tono de verde en su espectro que genera funciones de limpieza. El limón ayuda a llevar toxinas a la superficie para que puedan ser eliminadas, al tiempo que resulta sumamente beneficioso para los tejidos y los huesos.

También tiene una función expectorante para sanar las vías respiratorias. Se corresponde con los elementos fósforo y azufre, por lo que resulta esencial para el fortalecimiento de huesos y dientes. Tiene un suave efecto estimulante sobre el aparato digestivo, estimula el timo e influye sobre la circulación linfática.

- El color limón posee un factor de crecimiento.
- Influye sobre la contracción muscular.
- Estimula la circulación linfática.
- Controla la energía del cuerpo y efectúa las correcciones pertinentes.
- Es un poderoso estimulante de las funciones cerebrales.

Color verde

Simboliza la esperanza, la fecundidad, los bienes que han de llegar, el deseo de vida eterna, armonía, crecimiento, exuberancia, fertilidad, frescura, estabilidad y resistencia. Es un color sedante, hipnótico, anodino. Sinónimo de vegetación, humedad, calma, frescura, sugiere primavera, amistad, realidad y equilibrio por su posición entre cálidos y fríos; también es un color que se relaciona con los celos, una enfermedad que se manifiesta en la piel, y también relacionado con la inexperiencia o falta de madurez.

Se le atribuyen virtudes como la de ser calmante y relajante, resultando eficaz en los casos de excitabilidad nerviosa, insomnio y fatiga, disminuyendo la presión sanguínea, baja el ritmo cardíaco, alivia neuralgias y jaquecas. Se utiliza para neutralizar los colores cálidos.

- El verde oscuro tiene también una correspondencia social con el dinero. El color verde tiene un gran poder de curación. Es el color más relajante para el ojo humano y puede ayudar a mejorar la vista.
- El verde agua se asocia con la protección y la curación emocional.
- El verde amarillento se asocia con la enfermedad, la dis-

cordia, la cobardía y la envidia.

- El verde oscuro se relaciona con la ambición, la codicia, la avaricia y la envidia.
- El verde oliva es el color de la paz.

Es el color del nitrógeno, un elemento que juega un papel muy importante en los ciclos vitales. Favorece el equilibrio entre el plano físico y el cerebral, ya que se trata de un color intermedio entre los extremos rojo y azul del espectro. Dirige las funciones del organismo y regula los ritmos respiratorios y los latidos cardiacos.

Gracias a su poder como estimulante de la hipófisis es decisivo en el buen funcionamiento del sistema endocrino. También realiza esta función de estimulante del sistema muscular y su acción reguladora sobre las funciones cardiaca y respiratoria, por lo que favorece la actividad deportiva.

Color turquesa

Se asocia el azul turquesa con el refrescante y relajante océano. El turquesa es un color envolvente, refrescante y tranquilizante. Es aconsejable para el estrés mental, el cansancio y la higiene. Es un color que nos anima a empezar de nuevo con fuerzas renovadas e ideas nuevas. El turquesa es bueno para momentos en los que uno se siente solo, nos ayuda a ser más comunicativos, sensibles y creativos. El color verde está asociado al signo Acuario. Las palabras claves del azul turquesa son: conocimiento, mente, integridad, poder, seriedad, generosidad, salud, curación y frescor.

Color cian

En su aspecto positivo se relaciona con el pensamiento, la sabiduría, la inmortalidad, serenidad, la profundidad, es utilizado como color sedante y simboliza la pureza. Favorece la paciencia, la amabilidad y serenidad, da paz y satisfacción. En su aspecto negativo puede ser muy frío como el hielo y la sobreexposición al mismo produce fatiga o depresión, sin embargo, es uno de los más preferidos en todos los tonos. Según algunas personas el cian puede ser tranquilizador y ser sinónimo de descanso y relajación, pero es un también un color dominante, fuerte, retador, inteligente, relajante y proyecta mucha seguridad.

El cian alivia los picores y la irritación. Tiene una clara tendencia a aumentar la transpiración a través de las glándulas

Las glándulas paratiroides

Las paratiroides son cuatro diminutas glándulas situadas en la cara posterior de los dos lóbulos laterales del tiroides. Su función consiste en elaborar la hormona paratiroidea que participa en la regulación de los niveles de calcio y fósforo en la sangre. La hormona paratiroidea tiene como misión primordial aumentar los niveles sanguíneos de calcio, para lo cual actúa en diferentes estratos: favorece la absorción de este mineral en el tubo digestivo y destruye el tejido óseo para que lo libere de su depósito, mientras que disminuye las pérdidas por la orina.

sudoríparas. Es importante, pues, su función excretora.

Gracias a sus efectos opuestos al rojo posee una acción antipirética (combate la fiebre) y reduce las inflamaciones. Es importante la acción que ejerce sobre la epífisis. Esta glándula es la encargada de segregar la melatonina que, entre otras funciones, ejerce un control sobre la temperatura corporal.

Color índigo

Este color también se conoce por el nombre de añil, proporcionado por el colorante orgánico que lleva su nombre y que en la antigüedad fue increíblemente caro y particularmente apreciado por su resistencia a la luz.

Representa devoción y afecto, participando del celeste en su mutuo deseo de colaborar y ayudar a los demás. Sin embargo, en él se pueden encontrar a veces rasgos caprichosos. Como todos los demás tintes azulados se trata de personas amantes de la naturaleza, especialmente del mar, junto al cual saben encontrar paz de espíritu de la que carecen en zonas cerradas y dentro de las grandes ciudades.

El índigo es un poderoso estimulante y un regenerador de las glándulas paratiroides, que son unas pequeñas glándulas situadas sobre la glándula tiroides.

El color índigo también se emplea como un eficaz debilitador respiratorio, ya que ralentiza la respiración y los intercambios químicos que ello conlleva. El índigo disminuye las secreciones de las llagas y de la mucosa intestinal. Provoca la disminución de la fiebre, pero también es capaz de producir un efecto inhibitorio sobre la producción de leche materna.

Suele aplicarse en los casos que se precisa reforzar el sis-

tema inmunitario y la producción de fagocitos que participan en la defensa del organismo. De ahí su efecto curativo sobre los abscesos y los granulomas.

Color azul

El individuo con color azul es una persona con grandes dotes comunicativas y de grandes ideales. Es una persona a la que le gusta la franqueza y sinceridad y prefiere decir las cosas a la cara que andar a escondidas. Poseen una gran fortaleza de espíritu y su mente suele estar muy abierta para debatir, reflexionar y pensar cualquier cosa.

El individuo con color azul puede llegar a ser demasiado inestable. Sus estados de ánimo pasan con demasiada facili-

Color	Acción física
ROJO	Estimulante del higado y a la circulación de la sangre. Ayuda en la bronquitis, de la impotencia y el reumatismo.
NARANJA	Color antifatiga, estimula el sistema respiratorio y ayuda a la fijación del calcio.
AMARILLO	Da energia al sistéma digestivo y tono a los músculos
LIMÓN	Desintoxicación. Estimula los huesos. Estimula la vitalidad en los disturbios crónicos.
VERDE	Color sedativo. Reposa y fortifica la vista. Atempera la exitacion sexual. Disminuye la tensión sanguinea. Mejora las úlceras.
AZUL	Antifiebre. Antiséptico y astringente. Refrescante. Ayuda en el asma, el exeso de peso. La celulitis.
VIOLETA	Tiene buenos efectos sobre los casos siguientes: ciática, epilepsia, contracturas y anemias.
PÚRPURA	Tratamiento de la frigidez, vasodilatador.
ESCARLATA	Vasoconstrictor. Estimulante de los riñones. Aumenta la tensión sanguínea.

Acción psíquica	Elementos y planetas
Estimula el espíritu en pruebas a corto plazo.	Fuego, Sol
Favorece la buena relación cuerpo-espiritu, aumenta el optimismo, tónico sexual.	Agua, Luna
Estimula el intelecto, antifatiga mental, antimelancolía	Madera, Marte
Estimula la concentración.	Tierra, Mercurio
Calma el insomnio. Calma los nervios y la cólera. "Cambia" las ideas.	Júpiter
Combate el egoismo. Efecto de paz y tranquilidad. El azul "abre" la mente.	Aire, Saturno.
Disminuye la angustia, las fóbias y el miedo. Elimina la rabia y la violencia.	
Color hipnótico.	
Color de la sensualidad. Controla la tristeza.	

dad de lo feliz a lo triste y si se deja arrastrar puede tender fácilmente a la depresión. Además, como siempre necesita estar haciendo algo, es corriente que lleguen a estresarse. Les resulta difícil y a veces casi imposible relajarse.

Es el color de la sensibilidad, mezclado muy a menudo con el fervor y que lleva a quienes se identifican con él a comportarse con tales ansias de quedar bien ante quienes les rodean, que a veces pueden incluso llegar a comportarse mal, precisamente por su excesivo ardor.

Todo el mundo sabe que el azul del cielo y del mar es infinitamente variable y ello es una característica más de la personalidad de los que son poseídos por este color, que tienen en la inconstancia su actitud más negativa. Por ello se les recomienda fijación en todo lo que emprendan, saber acometer sus empeños con mayor profundidad y sobre todo tomar más cariño a todo lo que realicen.

Es un estimulante de las funciones del bazo. El bazo es el encargado de filtrar la sangre y posee una importante función inmunitaria, ya que favorece la producción de linfocitos.

Gracias a su acción inhibidora es capaz de provocar una desaceleración del ritmo cardiaco, disminución de la actividad muscular, inducción al sueño y reducción de la actividad del sistema nervioso.

Color púrpura

Además de denotar elegancia, misterio, prestigio y profundidad, la gente cree que el azul púrpura transmite miedo. Entre los chinos, el púrpura suele ser un color lúgubre, con el que se decoran coronas fúnebres y los dísticos que acompañan a estas. Entre literatos y pintores, el azul púrpura es ideal para referirse a pesadillas, fantasmas, desastres y miedos.

Desde tiempos antiguos el color púrpura se ha considerado como un color especial. Se lo asocia con la riqueza, la nobleza, la religión, la piedad, la magia y la sexualidad. El color púrpura es la mezcla del calmante azul con el bullicioso rojo, transformándose en un color de tranquilidad muy beneficioso en el feng shui para cualquier dirección.

Es un inhibidor de las funciones renales, pero favorece la relajación y es un inductor del sueño. Es capaz de disminuir la presión sanguínea por efecto de la vasodilatación y la disminución de la actividad cardiaca. También controla y regula la fiebre.

Color magenta

Es un color que tiene funciones similares a las del escarlata y el púrpura, con la diferencia que el color magenta tiene como función primordial regularizar y equilibrar el organismo. También tiene una importante función regeneradora sobre los tejidos correspondientes. El magenta actúa sobre el sistema circulatorio, los riñones, las glándulas suprarrenales y el sistema reproductor. Atributos psicológicos del color magenta:

- Fusión, magia, identificación.
- Liberación, enfoque espiritual, de ayuda a los demás.
- Amabilidad, madurez, colaborador, comprensión profunda de la vida.
- Inquietud, entusiasmo.
- Excesiva autovaloración, jactancia, enorgullecimiento.
- Desprendimiento, desapego.
- Interés curioso y fascinación.

5. Los colores de la vida

El color nos rodea en nuestra vida cotidiana. En el hogar, en la calle, en el trabajo, hay colores que nos reclaman y otros que nos repelen, hay colores que nos llaman la atención y otros que pasan desapercibidos. Todos los colores nos condicionan, ya sea para excitarnos o para relajarnos y ello se refleja en nuestro equilibrio interno, en nuestro temperamento, nuestras tensiones y nuestro estado de salud.

Las personas en armonía con todos los colores del espectro cromático tienen buena salud y se hallan en equilibrio, mientras que las personas que están focalizadas sobre un solo color presentan desequilibrios.

Los colores de la ropa

Es importante que exista un retorno a la armonía entre el ser humano y las leyes naturales. Este equilibrio debe ser independiente de los cauces de la moda y la influencia de los medios de comunicación.

Es muy diferente escoger un color para la ropa para vestir de acuerdo con uno mismo que escoger un color para dar una imagen determinada. Cada color tiene unas propiedades determinadas, los cálidos estimulan mientras que los fríos tranquilizan. Son alimento de nuestra naturaleza más sutil.

- **Negro**: Se trata de un color clásico, elegante, sofisticado, que estiliza la figura pero también se asocia a la fuerza, al poder, a la estabilidad y a la inteligencia.

- **Blanco**: Es el color que simboliza lo puro y lo limpio. Se asocia a la salud, a la luz y a pureza y está ligado a la creatividad. No en vano es el color que resulta de la mezcla de todos los colores.

- **Gris**: Es un color que se asocia a la depresión, a la mediocridad, a lo viejo. Sin embargo una nota de gris en el vestuario transmite estabilidad, seguridad y sentido práctico.

- **Rojo**: El color rojo es un color alegre, enérgico, festivo, motivador, excita y desboca pasiones, no en vano es el color de la sangre. Pero también es sinónimo de peligro y transmite una cierta agresividad.

- **Azul**: Es el color que transmite la calma y el descanso, también la productividad, la relajación y la concentración. Se asocia a la confianza y a la seguridad, también a la lealtad.

- **Verde**: Es un color ligado a la Naturaleza, a la frescura y al crecimiento. Produce un efecto de calma y sosiego. Está ligado a la buena suerte, a la esperanza y a la riqueza, y transmite paz y armonía.

- **Amarillo**: Es un color alegre y optimista, asociado a los rayos de sol. Es sinónimo de felicidad, risa y desenfado.

Actúa en el cerebro liberando más serotonina, los neurotransmisores que incrementan la sensación de libertad, también acelera el metabolismo e impulsa la creatividad.

- **Naranja**: El color naranja resulta de la combinación del amarillo y el rojo. Su acción estimulante lo liga a sentimientos de alegría y diversión, a la energía y la vitalidad.

- **Púrpura**: El color púrpura resulta de la mezcla del rojo intenso y el azul. Asociado a la prosperidad y la riqueza, es también el color de la energía desbordante y la calma. Su visión sugiere sofisticación, respeto y sabiduría.

- **Marrón**: El color marrón es el color de la tierra y sugiere estabilidad y constancia. La persona que viste con colores marrones sugiere la imagen de una persona ordenada y responsable.

Al impregnarnos de las energías sutiles de los colores, estamos recibiendo también sus resonancias. Esta conexión con el mundo interior restablece el sentimiento de unión con lo esencial.

No hay que olvidar que el color de las cosas es la parte reflejada, mientras que la otra es la absorbida. De esta manera, el verde de las hojas es en realidad la radiación que la planta rechaza y esta absorbe la radiación que la planta rechaza, su complementario, en este caso el color magenta.

La luz desempeña un papel fundamental en el humor y el comportamiento de las personas. Las personas depresivas experimentan una notable mejoría con una mayor exposición al sol. Cuando la gente vuelve de sus vacaciones estivales, antes de la llegada del otoño, suelen aparecer numerosos casos de crisis de angustia, relacionadas directamente con la menor influencia de las horas de luz solar. El frío también nos obliga a cubrir el cuerpo con capas y más capas de ropa, privándonos de la energía del aire y la luz. Lo que explica un ánimo insuficiente y la aparición de resfriados, gripes y reumatismos.

Los colores en el hogar

Los científicos, los doctores y todos los profesionales de la salud mental, han demostrado que existe una correlación entre el color y el estado anímico. Actualmente se piensa que los colores no sólo pueden provocar distintas reacciones emocionales, sino también mejorar el humor y el bienestar interior.

De ello se deriva la necesidad de vivir en un ambiente luminoso y utilizar el color blanco con profusión, ya que refleja todas las longitudes de onda beneficiosas de la luz. Pero también es conveniente romper la monotonía del blanco con toques de color en alfombras, sillones o cojines de colores vivos.

El color de suelos y techos también influye poderosamente, ya que modifica las sensaciones de espacio, calor y ambiente.

A título de ejemplo, una pared azul aumenta la sensación de espacio, mientras que una pared de color rojo parece más cercana. Los techos azules hacen más altas las habitaciones mientras que las tonalidades cálidas las empequeñecen.

Un suelo de colores cálidos crea una sensación más agradable que uno de colores fríos, ya que nos transmite la sensación de estar en contacto directo con la tierra. El juego de oposiciones caliente/frío, claro/oscuro permite modificar el ambiente en función de las características de las dependencias y de su orientación.

- **Decoración de color rojo**: Es aconsejable para los lugares que precisan calor y acción física, por ejemplo una escalera, un vestíbulo o un pasillo. Puesto que incrementa el amor físico, su elección en sábanas se asocia a la actividad sexual. Resulta difícil convivir en un lugar en el que este color tenga un tono dominante, ya que puede resultar opresivo. Algunas personas utilizan

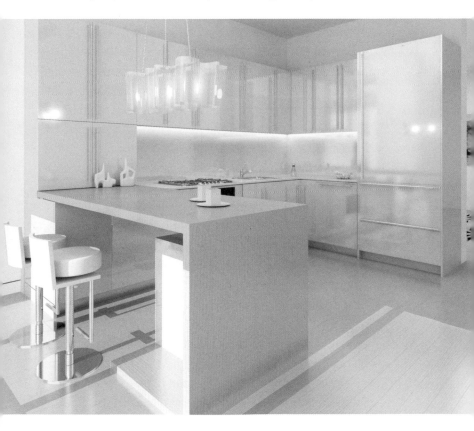

ciertas variaciones del rojo, como el burdeos, el vino o el terracota. No es aconsejable para las personas impacientes o con sentimientos habituales de frustración, ni tampoco para aquellas otras que padecen una presión sanguínea alta, procesos febriles o erupciones crónicas. Una variación del color rojo es el rosa, que ayuda a desarrollar la autoestima, además de estar muy relacionado con la feminidad y el amor.

- **Decoración color naranja**: Es un color que genera alegría y que recuerda el contacto con la tierra. Suelen utilizarlo las personas satisfechas con su propio cuerpo, además ejerce un poderoso beneficio del sistema digestivo. Por tanto suele emplearse el naranja, o bien alguna de sus variaciones como el melocotón o el ámbar, para áreas como el comedor, ya que otorga calor y seguridad.

- **Decoración color amarillo**: Es el color más próximo al sol, por tanto es el color de la luz y la felicidad. Su poder estimulante sobre el cerebro hace que la persona esté atenta, despejada y decidida. En el hogar resulta muy decorativo.

- **Decoración color verde**: Su presencia en el hogar crea conformidad, pereza y relajación. Además crea sensación de espacio y otorga cierta conexión con la naturaleza. Proporciona equilibrio energético y otorga un profundo sentido de la curación. Su presencia en el dormitorio otorga un efecto calmante, pero también hace que las personas se comporten con ideas fijas y muy rígidas, lo que puede llevar a sentimientos depresivos.

- **Decoración color turquesa**: Es un color muy adecuado para las paredes de un dormitorio o de un espacio grande, ya que otorga una cierta calma. El turquesa resulta de la mezcla del verde y el azul, por lo que puede dar un entorno tranquilizador y relajante para personas que padecen estrés.

- **Decoración color azul**: Esta tonalidad crea entornos relajantes allí donde se halle. En muchos espacios dedicados a la meditación suelen pintarse las paredes con esta tonalidad, ya que dan sensación de tranquilidad y relajación.

- **Decoración color violeta**: El violeta se forma con la mezcla de azul y rojo, por lo que está relacionado con la creatividad y la inspiración. Es muy útil, pues, en estudios y lugares de trabajo. Relacionado tradicionalmente con el misterio, el lujo y la realeza. Proporciona refugio y protección, estimula y despierta la actividad al igual que proporciona sensación de tranquilidad y relajación.

- **Decoración color magenta**: Este color está directamente relacionado con la espiritualidad y la mejora del ánimo. Muchos terapeutas utilizan este color en sus consultorios.

- **Decoración color negra**: Este color debe usarse con moderación, ya que puede ser inspirador pero también servir para potenciar otras tonalidades. Una habitación o un techo pintado de este color favorece los estados

En las habitaciones infantiles

En las habitaciones infantiles se pueden utilizar prácticamente todos los colores, teniendo siempre en cuenta que en las habitaciones para bebés deben utilizarse las versiones más claras y los tonos pastel, para lograr un ambiente que genere tranquilidad y permita que los más pequeños puedan conciliar el sueño con tranquilidad.

En las habitaciones de los niños mayores de dos años ya se pueden utilizar tonos más intensos, ya que estos les ayudarán a despertar su creatividad, aunque no se recomienda utilizar el color rojo en los dormitorios, ya que es un color excitante y no ayuda a conciliar el sueño, ni el color amarillo intenso puesto que se ha demostrado que hace que los bebés lloren más.

En las habitaciones de los adolescentes se pueden emplear los tonos azules, ya que transmiten profundidad, profesionalidad y estabilidad. Además, calman la mente y favorecen la concentración. El color amarillo transmite alegría, felicidad, intelecto y energía, por lo que sus efectos psicológicos están relacionados con la energía creativa e intelectual: ayuda a concentrarse y a memorizar. El color verde favorece la lectura, puesto que no cansa tanto la vista. Por esta razón es muy utilizado para decorar zonas de estudio, escuelas y oficinas.

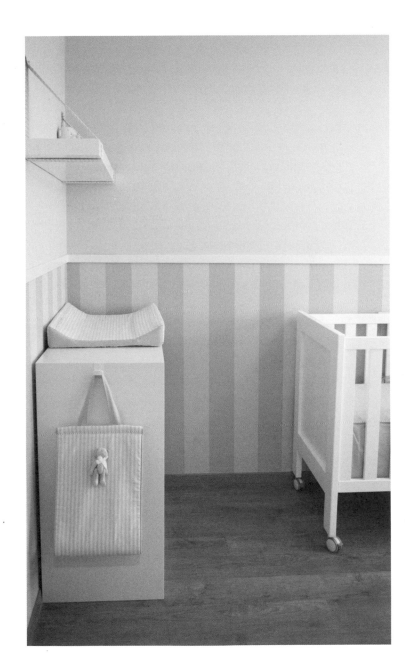

mentales negativos, por lo que no es aconsejable utilizarlo para lugares habituales. Puede emplearse en lugares aislados de la casa o combinado con otros.

- **Decoración color gris**: Sinónimo de la falta de compromiso, es un color que simboliza la pérdida de energía, niega la personalidad del individuo e impide el paso de la luz, lo que no favorece la energía vital.

- **Decoración color blanco**: Símbolo por excelencia de la pureza, un entorno blanco favorece el crecimiento y la expansión. También simboliza la libertad y la transparencia, la limpieza interior y la purificación.

- **Decoración color marrón**: Representa una protección frente al mundo exterior, aporta estabilidad en el hogar y seguridad a aquellas personas que padecen de cierta sensación de inseguridad. Es el color de la madre tierra y resulta muy fácil combinarlo con colores como el blanco, el beige, los rosados o el terracota.

La alimentación

El color de una fruta o de una verdura refleja sus propiedades benéficas, esto es debido a los fitonutrientes, unas sustancias naturales que poseen importantes cualidades saludables.

Existen cientos de fitonutrientes en la naturaleza, cada uno de los cuales favorece al organismo de alguna manera mejorando su pleno funcionamiento, ayudándole a combatir mejor las infecciones y a luchar contra algunas enfermedades que amenazan el organismo.

● *El color rojo*

Los alimentos de color rojo contienen: licopeno y antocianinas. El licopeno es un potente antioxidante que pertenece a la familia de los carotenoides.

La antocianina antioxidante pertenece al grupo de los bioflavonoides.

Estos fitoquímicos ayudan a:
- Tener una mejor salud cardiovascular.
- Mantener una buena memoria.
- Disminuir el riesgo de cáncer y enfermedades del sistema urinario.

Se encuentran en frutas como: cereza, frambuesa, fresa, granada, manzana roja y sandía, y en hortalizas como el pimiento rojo, rábano, tomate y remolacha.

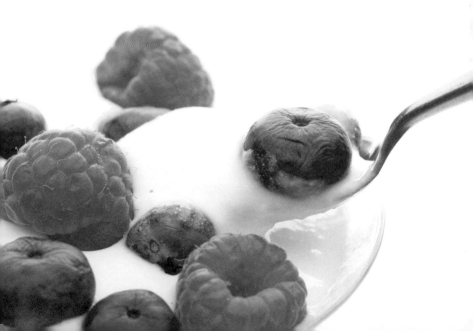

● *El color blanco*

Los alimentos de color blanco son ricos en alicina, que es un compuesto sulfuroso cuyo consumo nos ayuda a:

- Reducir los niveles de colesterol.
- Disminuir la presión arterial.
- Prevenir la diabetes de tipo II.
- Combatir las infecciones bacterianas, víricas y fúngicas.

Se encuentran en frutas como la chirimoya, melón, pera, plátano, y en hortalizas como el ajo, cebolla, coliflor, champiñones, endibia, nabo, puerro.

● *El color naranja o amarillo*

Los alimentos de color naranja o amarillo son ricos en carotenoides (beta caroteno), luteína, zeaxantina, vitamina A , B y C. La luteína y la zeaxantina se conocen con el nombre de "pigmentos maculares". Su consumo ayuda a:

- Tener una buena visión y cicatrización.
- Mantener la piel joven.
- Reforzar nuestro sistema inmune.
- Ayuda a proteger contra los efectos de los rayos ultravioleta.
- Mejora el ánimo y favorece una actitud positiva ante la vida, mejora la memoria.

Se encuentra en frutas como el albaricoque, melocotón, níspero, naranja, mandarina, papaya, limón, mango, piña y en hortalizas como la zanahoria, calabaza o el pimiento amarillo.

● *El color verde*

Los alimentos de color verde son ricos en isoflavones, luteína, beta sitosterol, ácido fólico. El consumo de este tipo de alimento ayuda a:

- Equilibrar el sistema hormonal
- Contribuye a minimizar el riesgo de algunos tipos cáncer como de ovario, mama y próstata.
- Alivia la tensión o ansiedad.
- También brinda beneficios al aparato cardiovascular, al sistema nervioso y a la formación neurológica fetal.

Se encuentran en las siguientes frutas: Aguacate, kiwi, uva verde y roja, y en las hortalizas como la acelga, alcachofa, brécol, calabacín, col, espárrago verde, espinaca, judía verde lechuga y pepino.

● *El color morado o violeta*

Los alimentos de color violeta son ricos en: antocianina, quercetina. La antocianina pertenece al grupo de los bioflavonoides y es un pigmento rojo azulado que protege a las plantas, flores y frutas contra la luz ultravioleta.

La quercetina es un fitoestrógeno polifenólico que pertenece al grupo de los favonoles. Su consumo nos ayuda a:

- Prevenir el envejecimiento celular.
- Proteger contra enfermedades de corazón.
- Regular la presión arterial.
- Se encuentra en las siguientes frutas: Arándanos, ciruelas, higos, maracuyá, mora, uva negra, bayas azules y negras. En los vegetales puede encontrarse en las berenjenas, col lombarda y remolacha.

La música y los colores

El color es a la luz lo que el tono al sonido. Existen siete colores que se relacionan en el ámbito de la música con siete notas musicales. Cada nota emite un color:

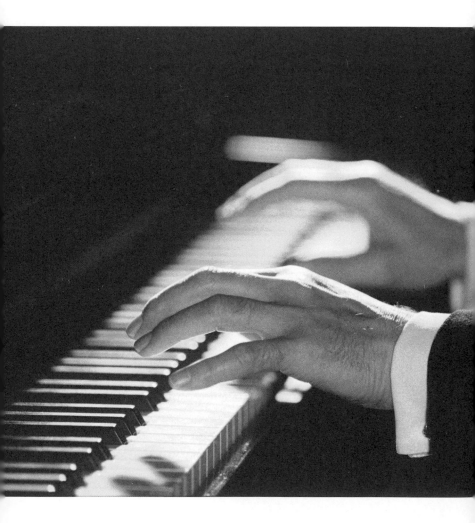

DO: rojo.

RE: naranja.

MI: amarillo.

FA: verde.

SOL: azul.

LA: índigo.

SI: violeta.

Si se proyecta luz azul sobre la zona del estómago para curar un estreñimiento, puede ser muy beneficioso también repetir durante el tratamiento el sonido de la nota SOL, o hacer que suene una pieza musical en que predomine dicha nota.

Las notas se dan en tono mayor o menor, por lo que se ha de advertir que cuando el problema que se trata está relacionado con la mente es mejor la clave menor. Las claves mayores se describen como: rebosantes, productivas y expansivas; mientras que las claves menores se consideran: secretas y envolventes.

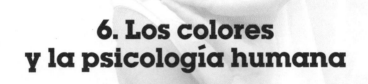

6. Los colores
y la psicología humana

La influencia de las frecuencias cromáticas sobre el sistema neurovegetativo provoca comportamientos emocionales fácilmente discernibles. La respuesta de la persona al color depende de elementos tales como su estado fisiológico, su estado emocional o los vínculos condicionantes, intelectuales y afectivos que puedan existir con respecto a estados anteriores.

A pesar de ello se le pueden atribuir valores intrínsecos a los diferentes colores, cuestión que aprovechan sectores como la publicidad para llegar al inconsciente del espectador.

Los colores de la publicidad

Los colores de la publicidad arrojan luz sobre cómo actúan estos factores visuales dentro de la psicología del comprador. Los diferentes estudios sobre la psicología del color aseguran que los mismos tienen una influencia sobre las emociones de las personas, por lo que se denomina como uno de los factores de más peso a nivel visual. Además del color, el diseño también tiene una alta influencia, así como el tiempo que se le dedica a las compras y el poder de las palabras del vendedor.

El color más natural para el hombre es el verde, que le recuerda la naturaleza que le rodea, recuerda también el elemento agua, con lo de regeneración e iniciación conlleva. En épocas primaverales representa el inicio, la renovación y la esperanza. También es el color de Venus, diosa de la primavera.

El color rojo encierra la idea de la vida, del calor y la pasión, se asocia a términos como la sangre, la violencia, la rabia, el deseo. Su opuesto, el color azul, es el color del cielo, por lo que da idea de contemplación, sabiduría y espiritualidad.

Los colores también influyen en el tipo de consumidor, en el momento de hacer las compras. Los colores rojo, anaranjado, negro y azul se utilizan para llamar la atención de compradores compulsivos, con ofertas y liquidaciones, centros comerciales y restaurantes de comidas rápidas.

El azul marino y verde azulado están dirigidos a atraer consumidores con presupuestos restringidos, así como en bancos y grandes almacenes.

El color rosa, azul cielo y rodado están dirigidos a los consumidores tradicionales y funcionan mejor en las tiendas de ropa.

- **Amarillo**: refleja la idea de optimismo y juventud, se utiliza para llamar la atención en los escaparates.

- **Rojo**: simboliza la energía, se utiliza en ventas de liquidación.

- **Azul**: otorga confianza y seguridad, se utiliza en bancos o empresas.

- **Verde**: es sinónimo de salud, se utiliza para dar una sensación de relax en las tiendas.

- **Naranja**: se utiliza para llamar la atención.

- **Rosa**: es el color romántico y femenino, se utiliza en productos para mujeres y niñas.

- **Negro**: otorga la idea de fuerza y elegancia, se utiliza para productos de lujo.

- **Morado**: refleja tranquilidad y calma, se utiliza en productos de belleza y antienvejecimiento.

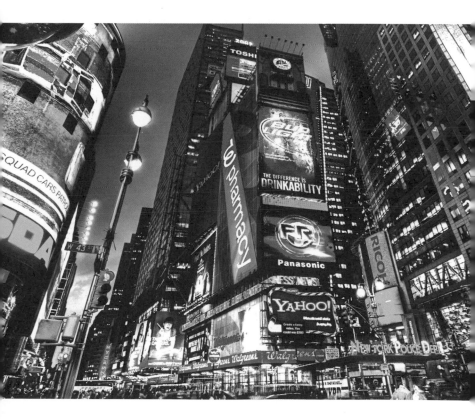

Color	Significado
BLANCO	Pureza, inocencia, optimismo
LAVANDA	Equilibrio
PLATA	Paz, tenacidad
GRIS	Estabilidad
AMARILLO	Inteligencia, alentador, tibieza, precaución, innovación
ORO	Fortaleza
NARANJA	Energía
ROJO	Energía, vitalidad, poder, fuerza, apasionamiento, valor, agresividad, impulsivo
PÚRPURA	Serenidad
AZUL	Verdad, serenidad, armonía, fidelidad, sinceridad, responsabilidad
AÑIL	Verdad
VERDE	Ecuanimidad inexperta, acaudalado, celos, moderado, equilibrado, tradicional
NEGRO	Silencio, elegancia, poder

Su uso aporta	El exceso produce
Purifica la mente a los más altos niveles	---
Ayuda a la curación espiritual	Cansado y desorientado
Quita dolencias y enfermedades	---
Inspira la creatividad. Simboliza el éxito	---
Ayuda a la estimulación mental Aclara una mente confusa	Produce agotamiento. Genera actividad mental
Fortalece el cuerpo y el espíritu	Demasiado fuerte para muchas personas
Tiene un agradable efecto de tibieza Aumenta la inmunidad y la potencia	Aumenta la ansiedad
Usado para intensificar el metabolismo del cuerpo con efervescencia y apapasionamiento Ayuda a superar la depresión	Ansiedad, agitación, tensión
Útil para problemas mentales y nerviosos	Pensamientos negativos
Tranquiliza la mente. Disipa temores	Depresión, aflicción, pesadumbre
Ayuda a despejar el camino a la consciencia del yo espiritual	Dolor de cabeza
Útil para el agotamiento nervioso. Equilibra emociones. Revitaliza el espíritu. Estimula a sentir compasión	Crea energía negativa
Paz. Silencio	Distante, intimidatorio

Los estudios de la personalidad con color

Los estudios de personalidad confrontan al individuo ante una determinada situación para observar sus respuestas, obtener así sus reacciones y evaluarlo frente a diversos retos. Para ello, en muchos de esos estudios se emplean los colores, por lo que se puede deducir que estos ocupan un lugar importante en la evaluación personal.

El test de Rorschach

Se trata de una técnica y método proyectivo de psicodiagnóstico creado por Hermann Rorschach en 1921. El test se utiliza para evaluar la personalidad. Consiste en una serie de 10 láminas que presentan manchas de tinta (cinco de ellas son negras, dos rojas y negras y tres multicolores), las cuales se caracterizan por su ambigüedad y falta de estructuración. Las imágenes tienen una simetría bilateral, que proviene de la forma en que originalmente se construyeron: doblando una hoja de papel por la mitad, con una mancha de tinta en medio. Al volver a desplegarlas, H. Rorschach fue encontrando conceptos muy sugerentes que daban lugar, por su carácter no figurativo, a múltiples respuestas. El psicólogo pide al sujeto que diga qué imágenes ve en las manchas, como cuando uno identifica cosas en las nubes o en las brasas. A partir de sus respuestas, el especialista puede establecer o contrastar hipótesis acerca del funcionamiento psíquico de la persona examinada.

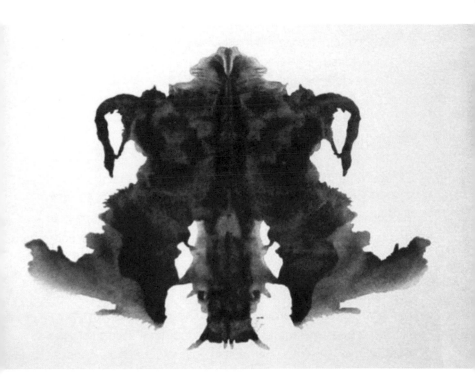

El color es uno de los posibles determinantes a la hora de que el sujeto dé una respuesta, que en todo caso siempre es espontánea y está relacionada con las posibilidades de exteriorización de la persona.

Algunos de los criterios a la hora de evaluar las respuestas son:

- **Tiempo de tardanza**: Cuánto se demora el individuo en dar la primera respuesta a cada lámina.

- **Posición**: Cómo lo ve respecto de la posición de la lámina: en la posición estándar, con 90º o 180º de rotación.

- **Localización**: Dónde lo ve: en la mancha completa, en un detalle, en un espacio en blanco.

- **Forma**: Cómo es la calidad de lo percibido: rica en detalles, forma bien definida, forma vaga, etcétera.

- **Movimiento**: Si lo percibido parece estar en movimiento o siendo movido por alguna fuerza.

- **Color**: Si refiere al color de lo percibido. Si con ello justifica profundidad, perspectiva, sombras, texturas, etcétera.

- **Categoría**: Qué es lo que ve, una forma humana, animal, objeto o sus derivados. Otras categorías suelen considerarse aparte, tales como paisajes o respuestas de carácter sexual.

El test de la pirámide

El test de la pirámide fue creado por el suizo Max Pfister en 1950. Está compuesto por cinco escalones y unos cuadrados de color. La persona que va a realizar el test ha de construir una pirámide utilizando los cuadrados de color. Esta prueba pretende conseguir información sobre aspectos de la personalidad del individuo, tales como sus anhelos o el control de sus impulsos. Está fundamentado en la idea de que los colores con alta longitud de onda, tales como el rojo, naranja y amarillo, son muy estimulantes y excitantes, además de inducir estados de ánimo alegres. En cambio, los colores de longitud de

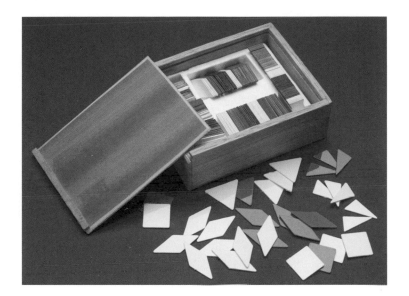

onda corta, como el verde, el azul o el púrpura conllevan estados de ánimo serenos. Los colores depresivos serían en gris y
el marrón, mientras que el blanco representa un estímulo extremo y el negro simboliza términos inhibidores y represivos.

- **Amarillo**: Amarillo caracteriza a una persona habilidosa
  para establecer relaciones interpersonales.

- **Púrpura**: El púrpura caracteriza a una persona emo-
  cionalmente perturbada y ansiosa.

- **Blanco**: El blanco refleja imperturbabilidad esquizofré-
  nica y falta de control sobre las inhibiciones.

- **Azul**: El azul es introspectivo y racional. El azul bajo es
  irracional y desorganizado.

Alan Sloan

- **Verde**: El verde alto refleja sensibilidad y una vida interna activa. El verde bajo no tiene sensibilidad, espontaneidad, y son insulsos.

El test de Lüscher

Existe un test que sirve para analizar el carácter de una persona basándose solamente en los colores que prefiere y los que menos le agradan. Esta prueba tiene el nombre de Test de Lüscher y fue publicada por primera vez en 1948 por el psicólogo suizo Max Lüscher. En ella, se emplean ocho tarjetas, cada una de un color: azul, rojo, verde, amarillo, gris, violeta marrón, y negro. La prueba consiste en ordenar según la preferencia las tarjetas. Lüscher asegura que es posible develar estructuras ocultas de la personalidad, incluso con tendencias suici-

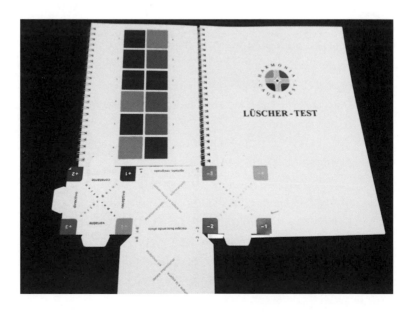

Diagnóstico cromático de Lüscher

El diagnóstico cromático mide el estado psicocorporeo de las personas, la presión a la que están sometidas así como su capacidad de comunicación y de realización. Descubre las causas de la presión psíquica so portada que puede conducir a molestias orgánicas.

La elección entre los colores del test de Lüscher netamente definidos mide, a través de 5.015 definiciones exactas, el estado de 23 ámbitos de la personalidad parcialmente inconscientes. Debido a que la elección de los colores se realiza de manera inconsciente, estos ámbitos muestran a la persona cómo es realmente, y no como trata de aparecer ante los demás y ante sí misma, como ocurre con el uso de cuestionarios verbales y entrevistas directas. La evaluación del Diagnóstico Cromático Lüscher contiene consejos dirigidos y prácticos para poder evitar o aliviar la presión psíquica y las molestias derivadas.

das. El test ayuda a los médicos a diagnosticar enfermedades, desde cardiopatías hasta dolencias musculares y puede revelar a los pedagogos las causas de los problemas escolares y permitir a los jefes de personal los aspirantes adecuados.

Cada uno de los ocho colores simboliza un dominio o clase de sentimientos, siempre de acuerdo con el simbolismo tradicional.

- **Rojo**: simboliza la actividad, dinamismo y la pasión.

- **Azul**: simboliza la armonía y la satisfacción.

- **Verde**: simboliza la capacidad de imponerse y la perseverancia.

- **Amarillo**: simboliza el optimismo y el afán de progreso.

- **Violeta**: simboliza la vanidad y el egocentrismo.

- **Marrón**: simboliza las necesidades físicas, la sensualidad y la comodidad.

- **Gris**: simboliza la neutralidad.

- **Negro**: simboliza la negación y la agresión.

Jung y los mandalas de colores

El mandala representa al ser humano. Interactuar con ellos ayuda a curar la fragmentación psíquica y espiritual, a manifestar la creatividad y a reconectar con el ser esencial que todos llevamos dentro. Es como comenzar un viaje hacia la esencia, abre puertas hasta ahora desconocidas y hace que brote la sabiduría interior.

Según Carl Jung, los mandalas representan la totalidad de la mente, abarcando tanto el consciente como el inconsciente. Afirmó que el arquetipo de estos dibujos se encuentra firmemente anclado en el subconsciente colectivo. Todos los elementos que integran un mandala tienen un significado. Así, el círculo recuerda el movimiento, lo absoluto y el verdadero yo; el corazón simboliza el sol, el amor, la felicidad, la alegría y el sentimiento de unión; el laberinto implica la búsqueda del propio centro; el rectángulo es sinónimo de estabilidad, etc.

Respecto a los colores, su uso está íntimamente relacionado con el estado de ánimo de quien los pinta o dibuja. Así, cada uno de ellos puede simbolizar:

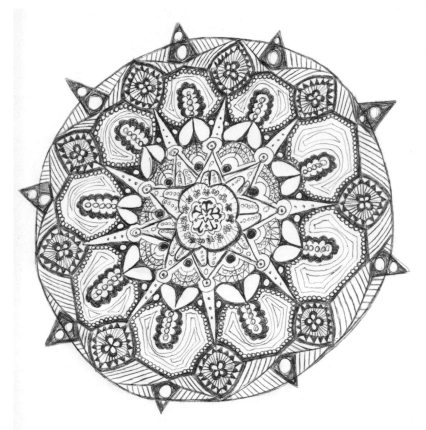

Alan Sloan

- **Blanco**: nada, pureza, iluminación, perfección.

- **Negro**: muerte, limitación personal, misterio, renacimiento, ignorancia.

- **Gris**: neutralidad, sabiduría, renovación.

- **Rojo**: masculino, sensualidad, amor, arraigamiento, pasión.

- **Azul**: tranquilidad, paz, felicidad, satisfacción, alegría.

- **Amarillo**: sol, luz, jovialidad, simpatía, receptividad.

- **Naranja**: energía, dinamismo, ambición, ternura, valor.

- **Rosa**: aspectos femeninos e infantiles, dulzura, altruismo.

- **Morado**: amor al prójimo, idealismo y sabiduría.

- **Verde**: naturaleza, equilibrio, crecimiento, esperanza.

- **Violeta**: música, magia, espiritualidad, transformación, inspiración.

- **Oro**: sabiduría, claridad, lucidez, vitalidad.

- **Plata**: capacidades extrasensoriales, emociones fluctuantes, bienestar.

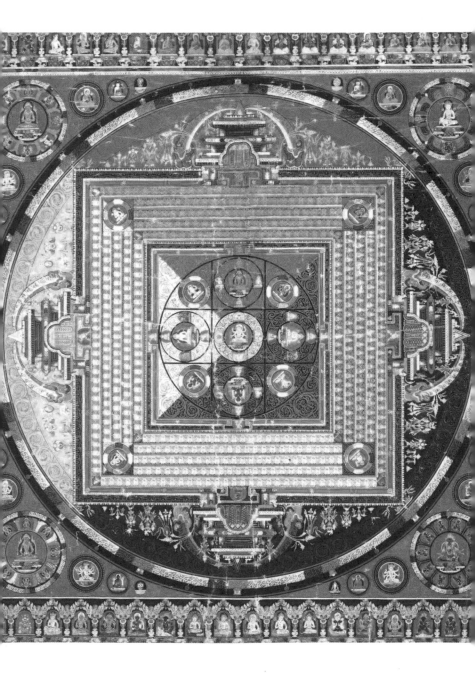

Bibliografía

Carey, S. S.: *A beginner's guide to scientific method.* Wadsworth Publishing, 2004.

Danforth, L., *Firewalking and religious healing: the anastenaria of greece and the american firewalking movement,* Princeton University Press, 1989.

Garala, K., Basu, B., Bhalodia, R., Mehta, K., & Joshi, B., *Alternative to drug delivery system: chromotherapy* (págs. 130-134). Drug Invention Today, 2009.

Martinez Villastrigo, J.A., *El poder de la cromoterapia,* Ecotienda natural, 2010.

Parker, D.: *Color decoder,* Barron's, 2001.

Sancho, Á., Lozano, P., De la Ossa, E.: *Cromoterapia, el color y la salud,* España, Alumnos de Postgrado de Medicina Naturista.

Verner-Bonds, L., *Cromoterapia,* Parramon, 2000.

En la misma colección

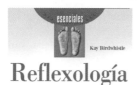

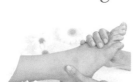

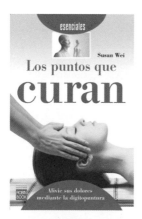

REFLEXOLOGÍA
Kay Birdwhistle

Cuando se tiene una dolencia o se sienten emociones negativas, una opción es sufrirlas y la otra –más inteligente– es intentar controlarlas o suprimirlas. La influencia benéfica y relajante de la reflexología está fuera de toda duda. A través del estudio de las plantas de los pies, un terapeuta puede comprobar las conexiones energéticas de cada área de nuestro organismo y, mediante una serie de técnicas, puede fortalecer el sistema inmunológico, reducir el estrés, depurar y drenar toxinas o trabajar las emociones profundas y los miedos.

Este libro brinda la oportunidad de conocer las técnicas esenciales de la reflexología para que todo el mundo las pueda ir incorporando a su vida diaria y sean una ayuda eficaz para conocer el propio cuerpo, sus armonías y sus desequilibrios.

EL YOGA CURATIVO
Iris White y Roger Colson

El yoga es un sistema sumamente eficaz para alcanzar un estado de equilibrio físico y emocional. Su práctica no sólo aporta una evidente mejoría en la capacidad respiratoria sino que además actúa de forma muy favorable sobre los órganos internos. Este libro sintetiza toda la sabiduría y la experiencia de la práctica del yoga curativo o terapéutico en un programa que muestra cómo cada persona puede optimizar la salud y alcanzar la curación.

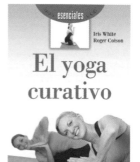

LOS PUNTOS QUE CURAN
Susan Wei
Alivie sus dolores mediante la digitopuntura.

La técnica de la estimulación de los puntos de energía y del sistema de meridianos es tan antigua como la misma humanidad. Se trata de una técnica que recoge la enseñanza de lo mejor de la acupuntura, del shiatsu y de la acupresura para el alivio rápido de diferentes síntomas. Y que en caso de enfermedades crónicas, sirve de complemento a los tratamientos médicos prescritos. Este libro es una guía que indica la situación de cada punto de energía para una práctica regular que devuelva la armonía a la persona y pueda protegerla de algunas enfermedades.

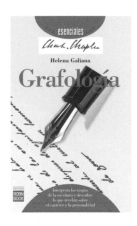

GRAFOLOGÍA
Helena Galiana

Todas las claves para interpretar los principales rasgos de la escritura y conocer su significado y lo que revelan sobre el carácter y la personalidad.

La escritura se ha convertido en una seña de identidad capaz de reflejar los más increíbles aspectos de la persona. En la actualidad, por ejemplo, no hay empresa de selección de personal que no se valga de la grafología para analizar detalladamente a los aspirantes a ocupar un puesto de trabajo. El lector encontrará en este libro una guía completa para iniciarse en la ciencia grafológica, y descubrirá en ésta una sorprendente herramienta para conocerse mejor a sí mismo y a los demás.

- Conozca la técnica grafológica y sus aplicaciones.
- Aprenda a descifrar lo que nos revela la firma.
- Lo que revela la grafología sobre la sexualidad.

MEDICINA CHINA PRÁCTICA
Susan Wei

La medicina china comprende una serie de prácticas y fundamentos teóricos que trabajan en pos de una terapéutica global que tiene en consideración todo cuanto sucede en el organismo, la forma de manifestarse una enfermedad y cómo responde a los estímulos del entorno. Este libro trata de dar a conocer cuáles son las principales terapias que aplica la medicina tradicional china en su esfuerzo por restablecer la salud y el bienestar de las personas y ofrece al tiempo un catálogo de las enfermedades más comunes y los remedios que deben aplicarse. No son más que motivos de inspiración para reencontrar el equilibrio y vivir de forma más saludable.

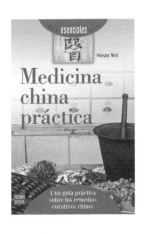

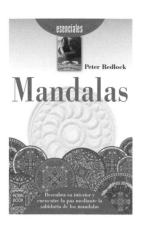

MANDALAS
Peter Redlock

Los mandalas son representaciones esquemáticas o simbólicas que tienen forma circular y están realizados con una clara intención espiritual. Todas las culturas poseen sus propios mandalas, son símbolo de lo infinito, lo eterno y lo divino que hay en el interior de todo ser humano. Este libro es una guía práctica para conocer el origen y significado de los mandalas pero también es un ejercicio práctico en el que el lector podrá usarla como psicoterapia natural, pintando sobre algunos de los mandalas que le guiarán en el conocimiento de sí mismo.

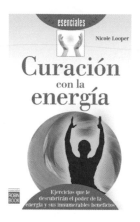

CURACIÓN CON LA ENERGÍA
Nicole Looper

Todos los seres vivos poseen fuentes de energía que vibran a una frecuencia determinada. Esta energía dinámica alimenta cada parte del organismo para que funcione de manera correcta. Si sucede un bloqueo, la salud física, emocional o espiritual puede verse mermada e inducir a la enfermedad. Este libro explora los diferentes mecanismos que llevan a la curación a partir de las diferentes técnicas existentes, desde la acupuntura a las flores de Bach pasando por técnicas como la cromoterapia o los cristales de cuarzo. Todo ello fundamentado en los principios de la resonancia de la energía y en la polaridad de los elementos.

- La energía sutil y los estados de consciencia.
- La naturaleza de los ritmos biológicos.
- Remedios vibracionales que proceden de la Naturaleza.

LOS CHAKRAS
Helen Moore
Despierta tu interior y aprovecha al máximo tu sistema energético.

Los Chakras son siete centros energéticos situados en el cuerpo humano. Su conocimiento nos llega a través de la cultura tibetana forjada a través de la experiencia personal de los maestros de Shidda Yoga. La energía del cosmos atraviesa nuestro cuerpo trabajando en esa red de centros energéticos sutiles. Los chakras captan esa energía del ser humano y la hacen circular hacia el macrocosmos. Los chakras nos conectan con nuestro mundo espiritual y de su equilibrio depende en buena medida nuestra salud. De nuestra capacidad para leer las señales de estos centros de energía y rectificar o corregir su trayectoria dependerá que podamos evitar determinados trastornos.

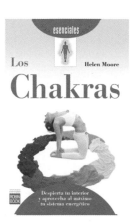

REIKI
Rose Neuman

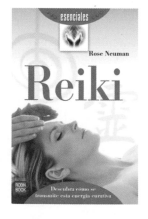

Reiki es un sistema de armonización natural que utiliza la energía vital del Universo para tratar enfermedades y desequilibrios físicos y mentales. Su fundamento original se basa en la creencia hinduista de que el correcto fluir de la energía vital a través de los distintos chakras del organismo asegura un buen estado de salud. Rose Neuman ha escrito un manual esencial para conocer cada uno de los estamentos del Reiki, de forma que el terapeuta o la persona que se inicia en su práctica conozca sus fundamentos para vivir de una forma más saludable.